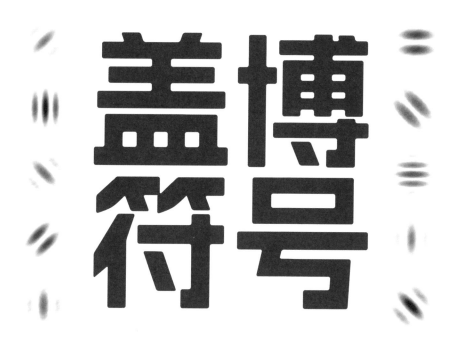

盖博符号

神奇的视力改善训练法

[日] 林田康隆/著　商　倩/译

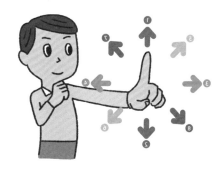

哈尔滨出版社
H.P.H
HARBIN PUBLISHING HOUSE

黑版贸审字 08-2022-040 号

图书在版编目（CIP）数据

盖博符号：神奇的视力改善训练法 /（日）林田康隆著；商倩译 . — 哈尔滨：哈尔滨出版社，2023.7
ISBN 978-7-5484-6812-7

Ⅰ. ①盖… Ⅱ. ①林… ②商… Ⅲ. ①视力保护—普及读物 Ⅳ. ①R77-49

中国版本图书馆CIP数据核字(2022)第189789号

书　　名：盖博符号：神奇的视力改善训练法
GAIBO FUHAO : SHENQI DE SHILI GAISHAN XUNLIAN FA

作　　者：［日］林田康隆
译　　者：商　倩
责任编辑：尉晓敏　孙　迪
封面设计：张佩战

出版发行：哈尔滨出版社（Harbin Publishing House）
社　　址：哈尔滨市香坊区泰山路82-9号　邮编：150090
经　　销：全国新华书店
印　　刷：天津文林印务有限公司
网　　址：www.hrbcbs.com
E-mail：hrbcbs@yeah.net
编辑版权热线：（0451）87900271　87900272
销售热线：（0451）87900202　87900203

开　　本：787mm×1092mm　1/16　印张：4　字数：20千字
版　　次：2023年7月第1版
印　　次：2023年7月第1次印刷
书　　号：ISBN 978-7-5484-6812-7
定　　价：59.00元

凡购本社图书发现印装错误，请与本社印制部联系调换。
服务热线：（0451）87900279

作者序言　现代社会是凝视光的时代——"预防近视的重要性"
前言　光看就能改善视力：盖博符号训练的厉害之处

第1章　对眼睛和大脑发挥作用的**盖博符号**

第2章　30天**盖博符号训练**

一天一次！利用模糊条纹图案，改善 老花眼 和 近视 ！

神奇的视力改善训练法

盖博符号

作者序言
现代社会是凝视光的时代——"预防近视的重要性"

关于人类的历史，存在着数百万年、数十万年等诸多不同的意见，但是现代人类的生活在这段历史中，不过是一瞬间而已。而在这一瞬间里，人类所处的环境发生了剧烈的变化，特别是眼部环境的变化尤为显著。为了应对这种变化，人类的眼睛变大、变得近视。目前世界近视人口呈现爆发式增长，近视不仅会引发各种眼部疾病，而且其自身也存在着导致失明的风险，因此，我们应当更加深入地思考预防近视的对策。

这次探讨的"盖博符号"能够对大脑的视野区域发挥作用，具有提高大脑图像处理能力的可能性，也就是说，有希望提高"脑内视力"。如此一来，近视眼、老花眼也就能看清楚了。

与以往使用清晰图片的训练方法相比，这次将会运用稍显不同的手法，让大家切实地感受到"看"这一动作的重要性。

眼科专家

林田康隆

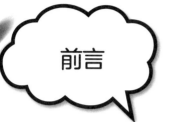

前言

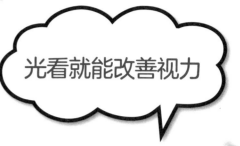

光看就能改善视力

"盖博符号"
训练的
厉害之处

如今，成为社会热点话题的视力恢复法就是被称作"盖博符号"的模糊条纹图案。多么神奇，光看就能让视力变好。那么，让我们先来看看使用"盖博符号"训练的厉害之处吧！

提高
脑内视力

通过看盖博符号，可以锻炼眼睛的焦点调节能力和大脑的信息补足能力（脑内视力）。提高脑内视力，有助于改善近视，抑制老花眼的恶化。

小字也能
看清楚

通过"盖博符号"训练，能够维持睫状肌的柔软性，抑制老花眼的恶化。这样一来，对于那些之前难以看清的小字，也能够迅速地、清晰地辨认出来。

使用盖博符号
和图片组合，
能够快乐地坚持下去

所谓"眼睛训练"最重要的是每天坚持。将盖博符号与漂亮的图片融合在一起的"盖博符号"训练，能够让人不厌其烦地愉快地坚持下去。

锻炼周边视野
感度、动体视力

随着年龄增长而衰退的周边视野感度、动体视力，也能够通过"盖博符号"训练得到锻炼。这样一来，就能避免跌倒、遭遇交通事故等危险情况。

通过游戏的感觉
进行大脑训练

一旦眼睛看东西变得困难，大脑获得的信息就会变少，患认知障碍症的风险就会变高。但是，如果对难以辨识的东西，以游戏的感觉来进行判断，就会对大脑产生刺激。

第 **1** 章
· · · · · · · · · · · · ·

对眼睛和大脑发挥作用的
盖博符号

2017年《纽约时报》报道，使用"盖博符号"进行眼睛训练能够"改善老花眼、近视"，引起了广泛关注。那么接下来，先让我们来了解一下成为话题的"盖博符号"究竟为何能让视力变好吧！

 猜！ **图片中孩子手中拿的是什么？**

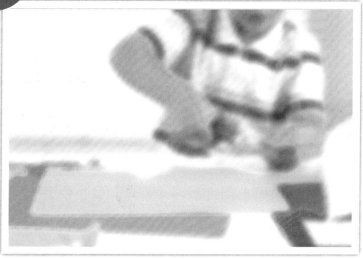

答案：剪刀

即便是模糊的图片也能知道答案吧！其原因见下页。

GABOR

培养大脑视物能力也很重要

看东西时眼睛与大脑的联系

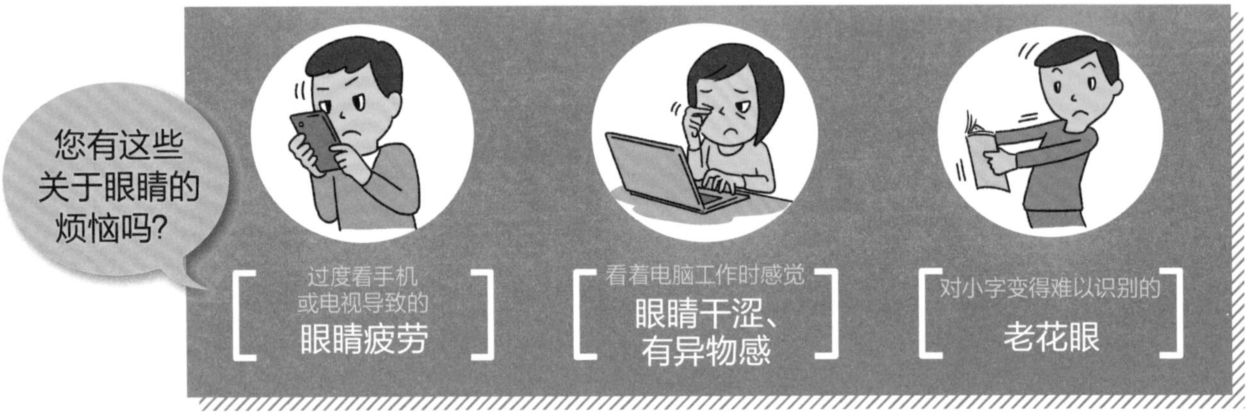

您有这些关于眼睛的烦恼吗?
过度看手机或电视导致的
眼睛疲劳
看着电脑工作时感觉
眼睛干涩、有异物感
对小字变得难以识别的
老花眼

辨识事物离不开大脑的运转

老花眼、眼疲劳、眼干涩……拥有这些眼部困扰的人越来越多。但是，我想让大家从一开始就明白，眼部困扰并不仅仅是眼睛的问题。之后我会介绍人体视物的组织机制，在眼睛捕捉物体、辨识是什么的时候，大脑也发挥着重要的作用。

在看第5页的模糊图片时，我们之所以能够识别"手持剪刀"，是因为大脑对于映入眼睛的图像进行了补充。眼球虽然承担了照相机的角色，但是最终对图像进行捕捉和处理的是大脑。

对视物起作用的 2 组肌肉

调节焦点的肌肉
—眼内肌—

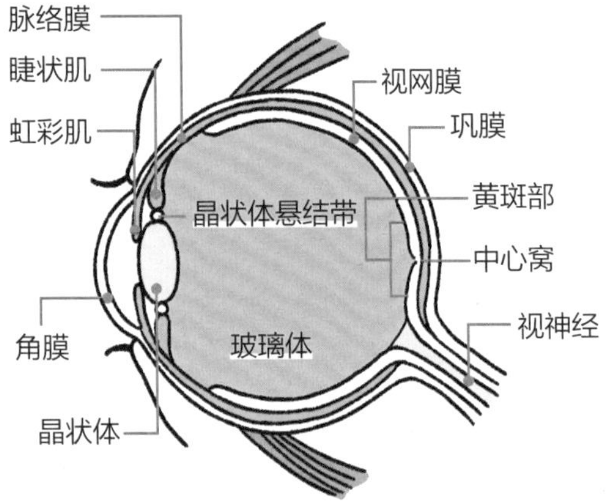

脉络膜
睫状肌
虹彩肌
视网膜
巩膜
晶状体悬结带
黄斑部
中心窝
视神经
角膜
玻璃体
晶状体

眼内肌是位于眼球内侧的肌肉。包括调节晶状体厚度的睫状肌和调节进入眼球光线强弱的虹彩肌。

运动眼球的肌肉
—眼外肌—

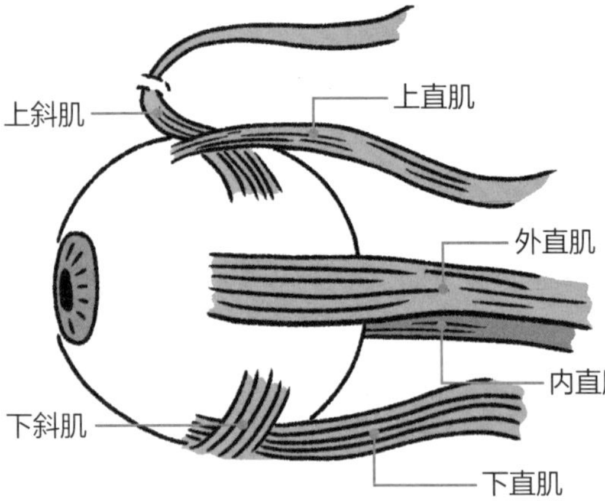

上斜肌
上直肌
外直肌
内直肌
下斜肌
下直肌

眼外肌是指位于眼球外侧的6处肌肉，支撑着每天数万次的眼球运动。

通过眼睛与大脑的合作识别事物

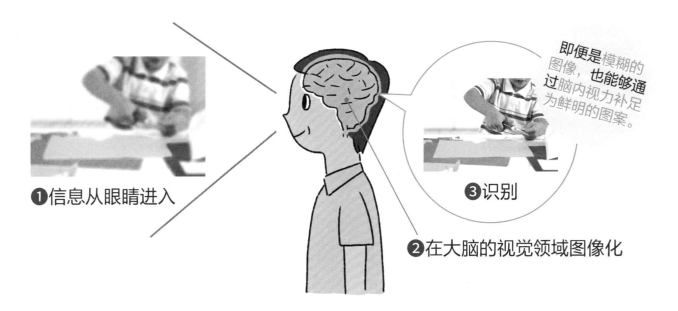

❶信息从眼睛进入

即便是模糊的图像，也能够通过脑内视力补足为鲜明的图案。

❸识别

❷在大脑的视觉领域图像化

传递到视网膜上的光，由视网膜上的视觉细胞接收并转化为电波信号，通过视神经动脉统率至视觉细胞传递到大脑。之后，在大脑的特定部位对位置信息、颜色和光的明暗度等进行处理（识别事物＝看见）。

眼睛焦点调节能力
与大脑补足能力的关键

　　起初，我们人类能够迅速看见远处的猎物并察觉到危险，从而保护自身，实现后代延续。这是历经岁月所培养起来的能力。但是随着文明的进步，科学技术的飞跃发展，人类所处的环境发生了翻天覆地的变化，视力范围也随之变化。

　　人类的视力究竟为什么会由大脑来补充完善呢？那是因为人类的黄斑部（眼睛里面的视网膜中心部）极其发达。双眼视物的角度虽然稍有不同，但是眼睛中的黄斑部能够在看到猎物后将其立体化，从而帮助人类把握与猎物之间的距离，人类才有可能捕获猎物。因此，中心直径不足3毫米的黄斑部以外的大部分的周边视网膜，因为会妨碍获取正确的视觉信息，其感度反而会变得很差，大脑对此进行补充完善，我们才能识别视觉信息。尽管如此，迟钝的周边视网膜却为了保护身体，对移动的物体变得非常敏感。无论如何，为了生存，看清远方是极为重要的，向着远处对焦是眼睛的默认模式。但是最终，人类的眼睛衍化成为了看清手边的事物必须刻意去调节的机制。

　　对视觉而言，眼睛的焦点调节能力和大脑的补足能力（脑内视力）都是非常重要的。

　　提高眼睛的焦点调节能力，提高脑内视力，就是视力变好的关键！

易得"老花眼"的原因

焦点调节能力随着年龄增长而衰退

人一过 40 岁，就容易得老花眼。

焦点调节能力按照单位 D（屈光度）来表示。10 岁的孩子对应 10D，但是 40 多岁的人会降低为 4D~3D，70 多岁的人降低到 1D，甚至更低。4D~3D，是裸眼状态下，向着远处对焦的人看书所需要的最低限度，一旦低于这一限度，看近处的东西就会感到困难。

出处：日比野佐和子著《一天一页视力恢复眼球操》

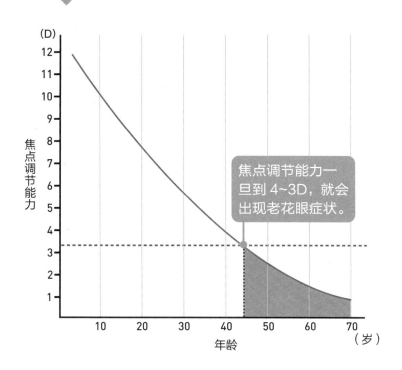

焦点调节能力一旦到 4~3D，就会出现老花眼症状。

眼睛的焦点调节能力衰退导致"老花眼"

看不清报纸、书上的小字，由远及近移动视线时无法马上聚焦，意识到这些症状的45岁左右的人激增，这就是"老花眼"。

造成老花眼的主要原因，是年龄增长引起的眼睛焦点调节能力下降。原本，向远处对焦是眼睛的默认模式，为了实现焦点由远及近，眼部肌肉就会开始紧张，然后进行调节。但是，随着年龄的增长，睫状肌会僵硬，晶状体也会变硬、弹力降低，从而导致厚度调节变得困难。

特别是看近处时，即使睫状肌处于紧张状态，但是因为晶状体难以变厚，所以会导致"焦点模糊"，最终无法看清近处。

不仅如此，一旦老花眼进一步恶化，焦点调节就会变得更加艰难，眼睛被迫处于过度紧张状态，容易引起眼部疲劳。眼睛疲劳会引发视力模糊，除了看东西出现重影外，还会导致头疼、肩酸、恶心等身体不适的状况。对一向拥有读书、裁缝等爱好的人来说，做这些事就会麻烦起来，甚至人生的乐趣也有可能因此而被剥夺。

老花眼属于老化现象之一，谁也无法避免。而且据报道，由于看电脑和手机的时间越来越长，年纪轻轻就苦恼于眼睛难以聚焦的"手机老花眼"的人越来越多，患老花眼的年龄也呈越来越年轻的趋势。

看近处时焦点调节能力的差别

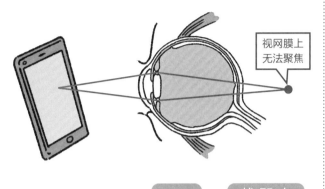

调节能力低的患老花眼的人的眼睛	调节能力高的人的眼睛

视网膜上无法聚焦

在视网膜上对焦

近处物体模糊 ← 视网膜上无法聚焦 ← 由于晶状体变得僵硬，即使睫状肌收缩，晶状体也依然很薄

能够看清近处物体 ← 在视网膜上对焦 ← 睫状肌收缩，晶状体变厚

不仅仅是焦点调节能力低下

老花眼还会导致以下弊害

- 讨厌精细的工作
- 头痛、肩酸
- 动体视力降低
- 周边视野、有效视野狭窄
- 容易导致认知障碍症
- 成为危笃眼病的导火索

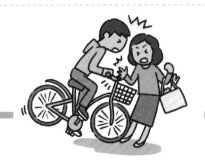

不仅仅是手边，周边视野也难以看清

近来，老龄人群交通事故频发，这一情况的产生与眼睛的老化也大有关系。虽然所有从外界获得的信息都将在大脑中进行处理，但是这些工作八成以上由视觉承担。因为周边视野感度随着年龄的增长而降低，使眼球运动的外眼肌肉也变得僵硬，最终导致"有效视野"变得狭窄（视野老花眼度数检查在14页）。而且，对移动的物体难以聚焦，动体视力也会衰退。此外，随着调节瞳孔大小的虹彩肌的衰退，会导致在偏暗的场所难以看清事物，对光线的明暗反差越难辨别，"光感度"也会越差。

随着年龄的增长，大脑原本就会衰退，而能够对此带来巨大刺激的就是视觉。步入老龄化社会，在这个要求大脑年轻的时代，来自视觉的刺激就特别重要。

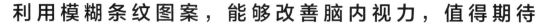

利用模糊条纹图案，能够改善脑内视力，值得期待

什么是盖博符号训练？

改善脑内视力
这就是盖博符号

盖博符号，由因发明全息摄影而获得诺贝尔物理学奖的物理学家丹尼斯·盖博（Dennis Gabor）博士提出，被定义为"正弦波条纹二次元高斯函数"，实际上，肉眼观看模糊的白色和黑色条纹图案，也被用于许多心理物理学的实验中。盖博符号原本并不是专门为了视力改善而设计的，但是因为其刺激视觉的效果非常好，2017年经《纽约时报》报道，引起广泛关注。

这一训练，通过观看不同种类的盖博符号，能够提高大脑的可见力（脑内视力），不管是对于近视还是老花眼，都是令人期待的提高视力的方法。

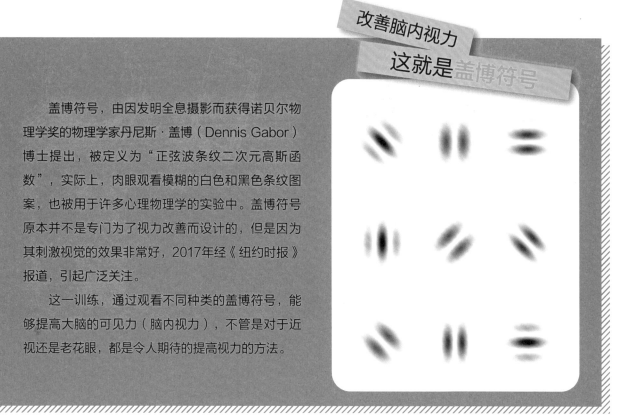

通过盖博符号改善脑内视力的可能性

通常，人们在日常生活中为了免于近视、老花眼的困扰，会佩戴眼镜、隐形眼镜等。随着医学的进步，矫正手术也得到发展，在不久的将来，近视、老花眼的矫正应该会得到更有效的治疗。

但是，目前还非常不稳定，可以说还没有方法能够完美地改变日常生活中的不便之处。近年来，出现了利用"盖博符号"刺激"视觉区域"，从而提高解像度的一种训练方法。虽然盖博符号原本并不是以改善视力为目的而设计的，但是它对大脑的视觉区域能够带来强效的作用已为人所知，因此，近来人们对此展开了诸多研究。

其中一项是由加利福尼亚大学与布莱恩特大学共同展开的研究，研究对象是16名学生和住在附近的16名65岁以上的老年人。通过让研究对象在监控器上看旋转的盖博符号（1天1个半小时，1周），无论是学生组还是老年组，他们的视力与"光感度"（第12页）均得到改善（注1）。

另外，堪萨斯大学以17名近视患者和21名老花眼早期患者为对象，比较进行盖博符号训练群（1次30分钟，每周2~3次，3个月）与不进行盖博符号训练群的视力变化。结果显示，进行训练的全员视力均得到了改善，老花眼患者的近视视力也平均提高了0.3（注2）。

盖博符号训练带来令人惊喜的效果

1 能够看清小字

通过提高焦点调节能力与大脑的信息补足能力，对于小字，也能迅速、清晰地识别出来。

2 抑制老花眼的恶化

进行盖博符号训练，能够保持作用于眼球运动、调节焦距的睫状体的柔软性，从而抑制老花眼的恶化。

3 拓宽周边视野

通过提高大脑对眼睛看不到的部分的补足能力，周边视野得以拓宽，能够尽早察觉危险，可谓一石二鸟。

4 提高动体视力

通过盖博符号训练能够提高棒球击球手的击球率，可见其提高动体视力的效果令人期待。

5 改善近视

近视是在视网膜前方聚焦，结果表明，提高大脑的视物力能够提高近视人群的视力。

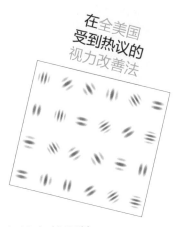

在全美国受到热议的视力改善法

盖博符号训练

预防认知障碍症也值得期待

盖博符号训练，是大脑将模糊部分的信息进行补足的同时得以看清事物，所以能够提高大脑的信息处理能力。在日常生活中对大脑进行刺激，对预防认知障碍症也有效果。对最近觉得容易忘事、集中力和注意力降低的人来说，推荐用这一方法进行"大脑训练"。

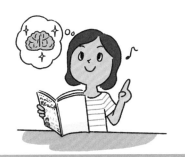

锻炼大脑视物能力的有效训练

为什么通过盖博符号训练能够提高视力呢？当你想看清模糊条纹图案（盖博符号）时，仅靠眼睛是无法完全辨别的，大脑为了补足信息就会全力运转起来。由此，就会对大脑内的视物部分即"视觉区域"产生刺激。这样一来，持续进行仅靠眼睛难以识别的视物训练，就能提高大脑的信息传递效率，模糊的图像也能被清晰地看出来了。

此外，盖博符号训练通过眼球的大量运动能够保持眼部肌肉的柔软性，防止焦点调节能力降低。而且，通过将色彩丰富的照片与盖博符号组合在一起，能够提高人们判别颜色信息的能力，达到放松身心的效果。养成有意识地看东西的习惯，是关爱眼睛的好方式。

提高光感度

GABOR

通过盖博符号训练能够改善视力的原因

需要知道的小知识

光感度

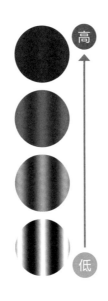

白色和黑色条纹图案的明暗差叫作"光反差"。可以辨别出的右侧条纹图案的界限叫作"光感度"，能够辨别出明暗差别少的，就处于光感度高的状态。提高光感度也关系到视力的提高。

空间频率

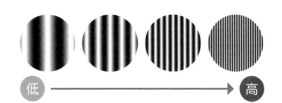

上图的条纹图案被称为"空间正弦波模型"，在某种频率中白色和黑色交替出现，使明暗发生变化。越往右"空间频率"越高，间隔越狭窄。因此，即便同样是黑白的条纹图案，但是由于空间频率的不同，看法就有差别。

光感度降低，就难以看清

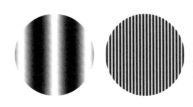

如果光感度高（明暗差别大），不管空间频率是高还是低，都能很容易判别出界限。

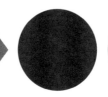

即使和上图的空间频率相同，如果光感度低（明暗差别小）的话，频率越低越难判别界限。但是，如果频率过高的话，也很难判别。

为什么一到傍晚就感觉看不清东西呢？

虽然"视力"和看见、看不见大有关联，但是所谓视力是指"能够分辨两点间距离的能力"。这是检测视力机能的重要因素。但是，即使视力没有问题，也经常会出现一到傍晚就感觉看不清东西的情况。这就与"光感度"有很大的关系。

光反差是指明暗的差别，分辨这种明暗差的能力低（光感度低下）的话，可视范围就会变得狭窄。有的人一到傍晚就感觉看不清东西，原因就在于光感度低下。

同时，在比较同样的条纹图案时，交替粗细度（空间频率）不同，也决定了可见范围的差别。

空间频率和光感度的不同带来的视物难易度

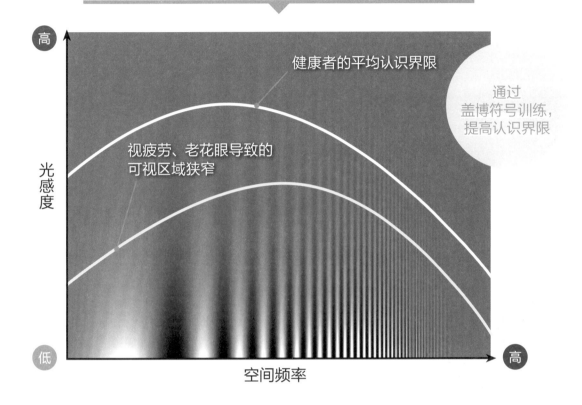

光感度 (纵轴：高↔低)

空间频率 (横轴：高)

健康者的平均认识界限

通过盖博符号训练，提高认识界限

视疲劳、老花眼导致的可视区域狭窄

在盖博符号训练中，为了牢牢捕捉模糊的条纹图案，"光感度"就会提高，眼睛就能看得清楚了。

提高"光感度"、焦点调节能力

　　对于提高"光感度"，盖博符号训练也很有效。盖博符号不是单纯的黑白交替的条纹图案，因为进一步模糊了条纹图案，判别光的反差就变得非常困难。持续进行空间频率（交替数目不同）不同的盖博符号的识别训练，对于那些平常感觉看着吃力的光反差领域，人们也能提高判别能力。并且在实际研究中明确显示，有提高光感度的效果。总之，最终结果能让人看东西变得清楚起来。

　　本书除了黑白的盖博符号以外，还有彩色的盖博符号，同时还介绍了与照片组合在一起的训练。不仅磨炼了色彩感觉，还能从照片捕捉远近感，以此能提高焦点调节能力，全方位地让眼睛变得更好。

看不见的不仅仅是手边！
老花眼视野广度检测

[老花眼视野广度检测 的方法]

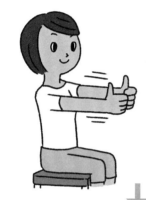

竖起大拇指，双手握紧，胳膊向正前方抬举。视线面对正前方，两手向左右扩展。在看不到大拇指的地方停下双手，检测胳膊扩展的角度。

判定

胳膊扩展的角度
在 120 度以上

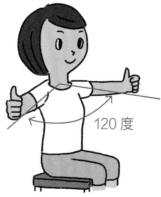

120 度

如果在 120 度以上，视野年龄被视为在 20~30 多岁的年龄段，这是保持宽阔的视野的证据。

步行时，对于那些从身边穿过的自行车，一直到了眼前还没注意到；因为没有注意到台阶差点摔倒……当你感觉以上这些现象增多时，也许你已经开始了"老花眼视野"。所谓视野，是指视线集中在一点所能够看到的范围。老花眼虽然是指看不清手边事物，但是随着年龄的增长，视线所及的周边视野也会变得狭窄。如此一来，就导致了以上这些可能会引起危险事故的失误增多。

所以，来检测一下你现在的视野广度有多少吧！如果老花眼视野进一步严重的话，可以通过盖博符号训练来增加大脑的活动，拓宽周边视野！

注：因为周边视网膜原本感度就低（第7页），就算年轻也很难识别。一边走路一边玩手机的"低头一族"非常危险。

> 不满 120 度的人
> 可以通过盖博符号训练，
> 拓宽周边视野！

第2章

30天

盖博符号训练

从这章开始，我们要进行30天的盖博符号训练了！首先，请先好好确认第16~17页的"盖博符号训练的做法"之后再开始吧！如果训练到眼睛疲劳，反倒会引起负面效果，请注意这一点再进行训练！

锻炼动体
视力的
翻书动画

如前所述，一旦老花眼进一步恶化，除了"周边视野感度"之外，"动体视力"也会衰退（第9页）。能够有效锻炼衰退的动体视力的，就是"翻书动画"。愉快地翻动本书，来锻炼动体视力吧！

【做法】

1 拿住本书左下方。

2 从第53页开始，按顺序翻到第15页。

◀◀◀ 终点

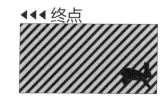

盖博符号训练的做法

为了更有效地进行盖博符号训练，先介绍练习的重点。1天1页，愉快地坚持练习吧！

1 寻找相同的盖博符号

盖博符号训练的基础，就是"寻找相同图案"这么简单。让我们来寻找相同的条纹图案（频率）、相同的角度吧！

寻找和这个相同的图案 →

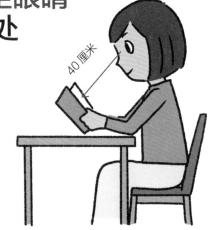

找到了！

2 将本书放置到距眼睛 40cm 左右之处

放松肩膀，后背挺直，坐在地板上或椅子上，翻开本书，双手拿住。手腕轻轻伸展，眼睛距书30~45厘米。书与视线同高，或者稍低一点也可以。放在餐桌、书桌上撑住也没问题，用舒服的姿势进行。

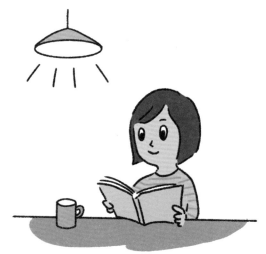

40 厘米

3 在光线明亮的地方练习

在光线暗的地方看书、看手机，是导致视力低下、眼睛疲劳的原因。因此，在进行盖博符号训练的时候，一定要保证室内明亮。在阳光照射的明亮的房间里进行训练是最理想的，如果在晚上练习请使用照明灯吧！

4 | 1 天 1 次，
练习 3~10 分钟

　　1次盖博符号训练的大致时间为3~10分钟，一边眨眼一边练习。如果眼睛没有那么累的话，1天练习2次以上也没有问题，但是1天1次也可以。不必在意练习时间是在早上、下午还是晚上。但是，当觉得"眼睛变得疲劳"的时候，就请尽快结束吧！

5 | 可以戴着眼镜
或者隐形眼镜练习

　　在日常生活中戴眼镜、隐形眼镜的人，可以照常戴着眼镜进行训练。虽然裸眼练习也可以，但是如果觉得辨别困难的话，很难取得效果。此外，因为干眼病觉得眼睛干涩的人，可以滴上眼药水之后再练习。练习中也别忘了眨眼。

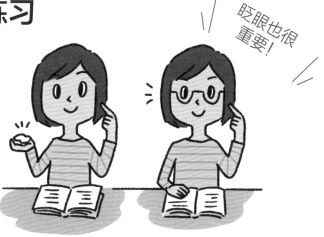

眨眼也很重要！

6 | 至少坚持 10 天

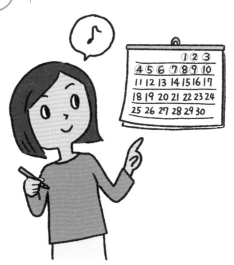

　　虽然效果因人而异，但是基本上，最少也要坚持10天。坚持练习30天以上之后，有不少人真切地感受到了效果。因此，请不要刚练习几天就放弃！另外，比起1天做长时间练习，坚持练习更为重要。

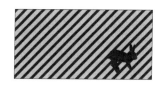

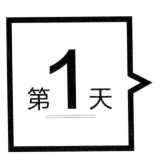

选择喜欢的盖博符号，
找出相同的图案

选择 1 个喜欢的盖博符号，找出所有和它相同的图案。全部找到之后，再选择其他的盖博符号，重复进行相同的练习。没有必要对所有的盖博符号都进行练习，每次练习 3~10 分钟就好。

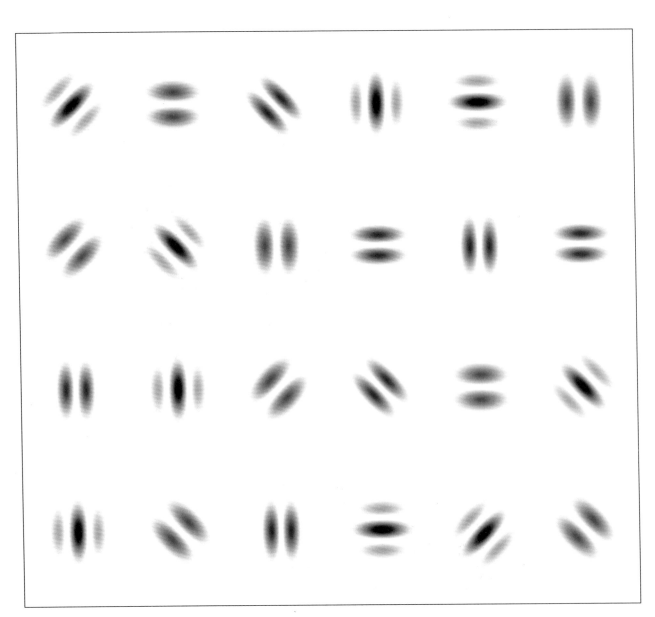

➡ 答案在第 56 页右上

林田博士的建议

为了看到整个页面，眼睛会多运动，就变成了睫状肌的锻炼。如果眼睛变得疲劳，就把书从眼前拿开，看看远处吧！

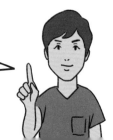

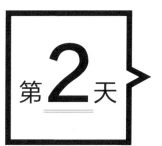

选择喜欢的盖博符号，
找出相同的图案

接下来，进行彩色的盖博符号训练。选择 1 个喜欢的盖博符号，找出所有和它相同的图案。全部找到之后，再选择其他的盖博符号，重复相同的练习。

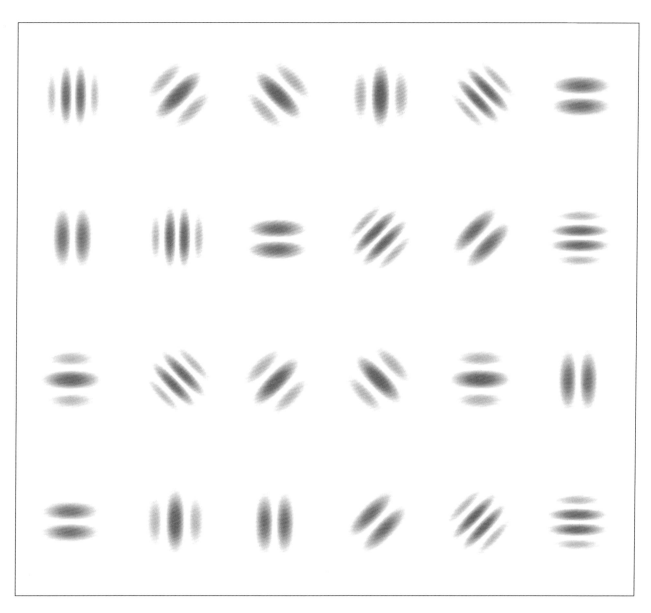

➡ 答案在第 56 页左下

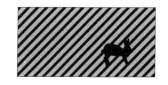

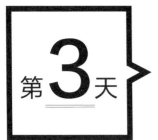

第3天 ▶ 选择喜欢的盖博符号，找出相同的图案

今天是缩小光线差的盖博符号训练。和之前一样，选择1个喜欢的盖博符号，找出所有和它相同的图案。全部找到之后，再选择其他的盖博符号，重复相同的练习。

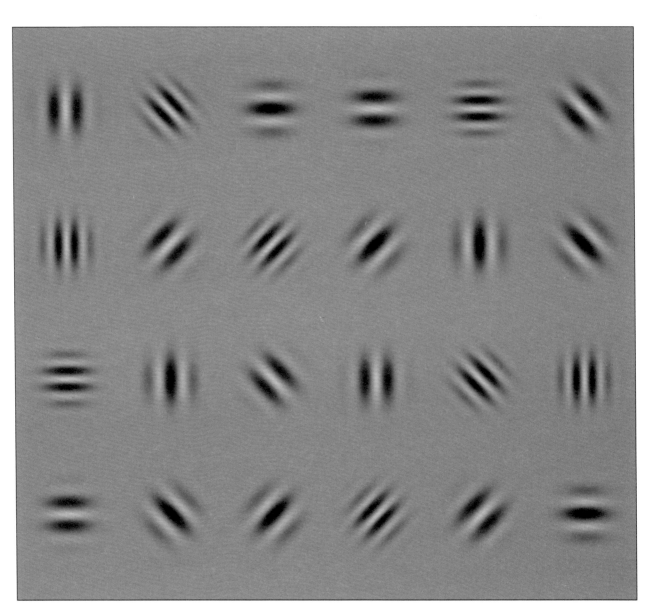

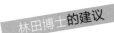

➡ 答案在第56页右下

林田博士的建议

缩小明暗对比差（提高光感度），判别将会变得困难。是否感到比第1天、第2天变得难看清了呢？

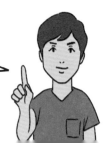

16

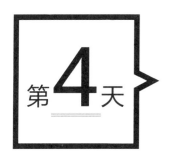

选择喜欢的盖博符号，找出相同的图案

接下来用绿色试试看吧。和之前一样，选择 1 个喜欢的盖博符号，找出所有和它相同的图案。全部找到之后，再选择其他的盖博符号，重复相同的练习。慢慢习惯之后，有没有找得更快了呢？

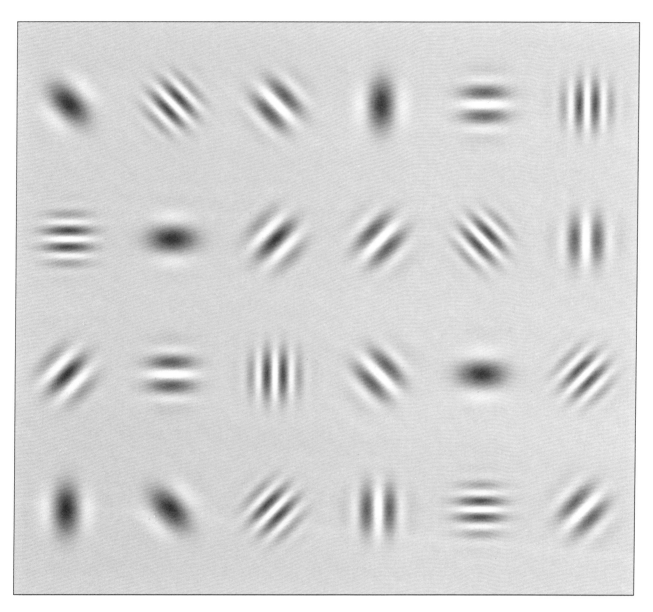

➡ 答案在第 57 页左上

17

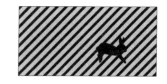

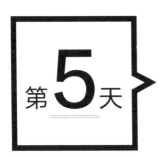

选择喜欢的盖博符号，找出相同的图案

第**5**天

条纹图案中分布着盖博符号。和之前一样，选择 1 个喜欢的盖博符号，找出所有和它相同的图案。全部找到之后，再选择其他的盖博符号，重复相同的练习。通过寻找难以区分的图案，达到训练目的。

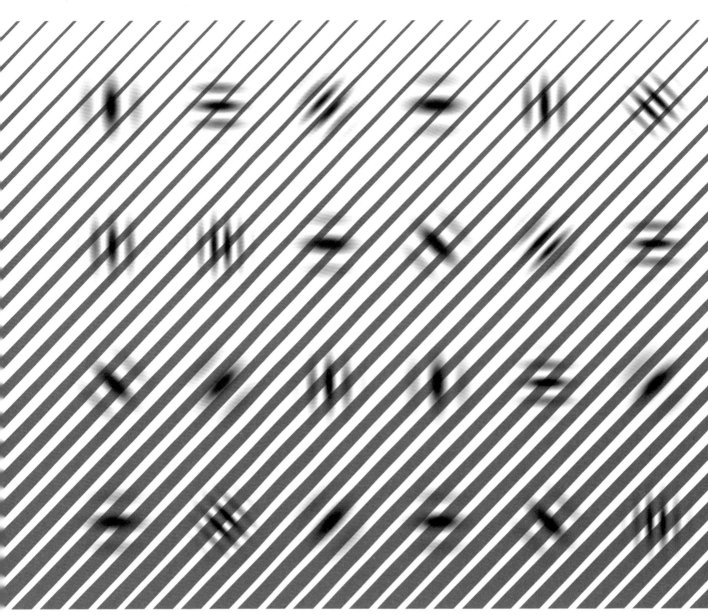

➡ 答案在第 57 页右上

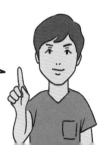

林田博士的建议

看黑白色差模糊的图案，大脑会为了辨别而努力运转。这样一来，就能提高大脑处理视觉信息的能力。

仔细看照片中的
条纹图案

照片里到处隐藏着盖博符号和条纹图案。在3分钟内，转动眼睛仔细观察整张照片找找看吧！找出多少个并不是问题，我们要做的是多多练习。在自己的生活空间里观看各种各样的斜线图案，也能达到和盖博符号训练同样的效果呢！

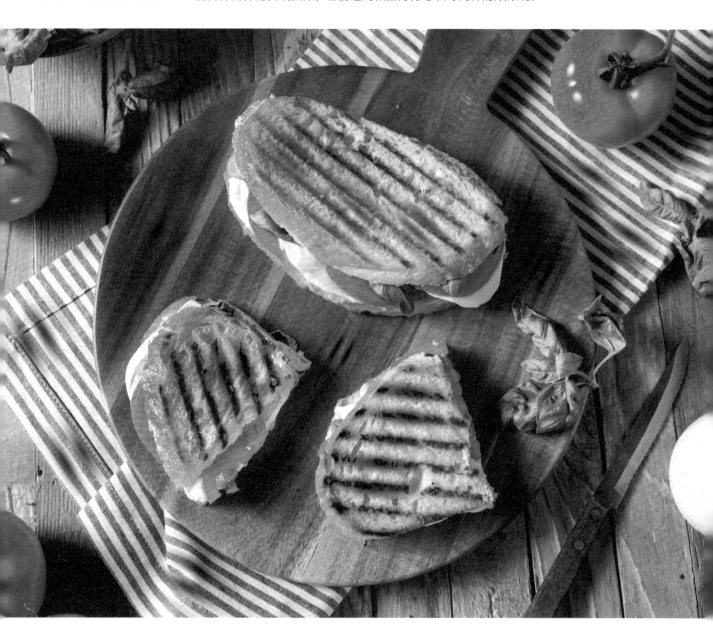

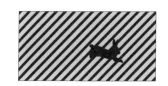

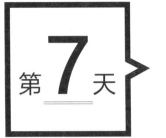

仔细观察照片中的
条纹图案

有很多斑马的照片中，隐藏着盖博符号和条纹图案。转动眼睛仔细观察整张照片找找看吧！在自己的生活空间里观看各种各样的斜线图案，也能达到和盖博符号训练同样的效果呢！

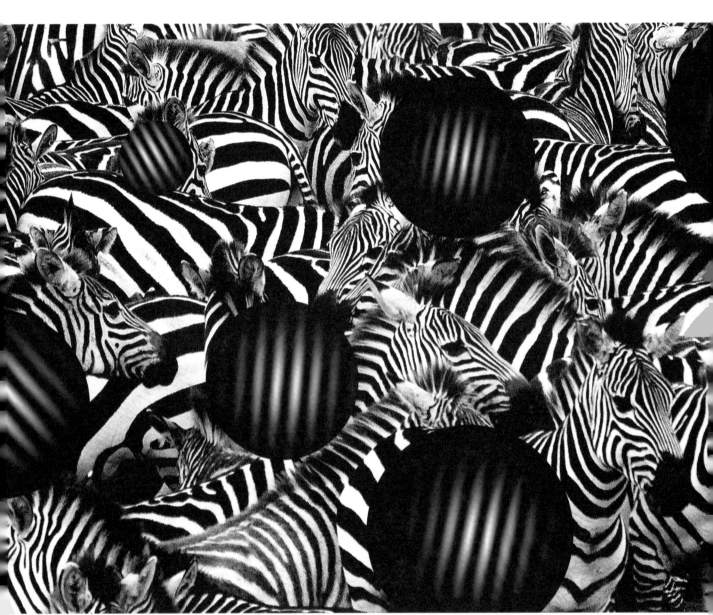

林田博士的建议

通过看诸多条纹图案的界限，可以提高"光感度"。这样一来，就能迅速看清文字、颜色的分界线了。

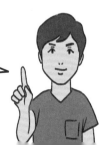

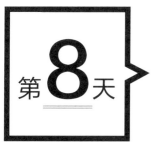

选择喜欢的盖博符号，
找出相同的图案

在彩色照片中分布着盖博符号。和之前一样，选择 1 个喜欢的盖博符号，找出所有和它相同的图案。全部找到之后，再选择其他的盖博符号，重复相同的练习。

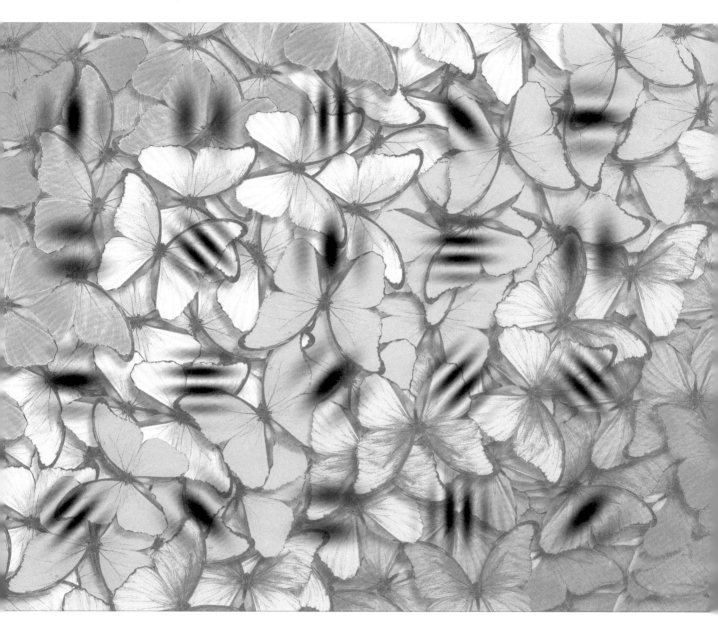

➡ 答案在第 57 页左下

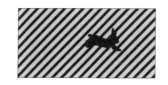

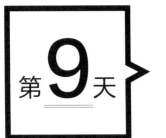

选择喜欢的盖博符号，
找出相同的图案

在渐变色玫瑰照片中分布着盖博符号。和之前一样，选择1个喜欢的盖博符号，找出所有和它相同的图案。全部找到之后，再选择其他的盖博符号，重复相同的练习。

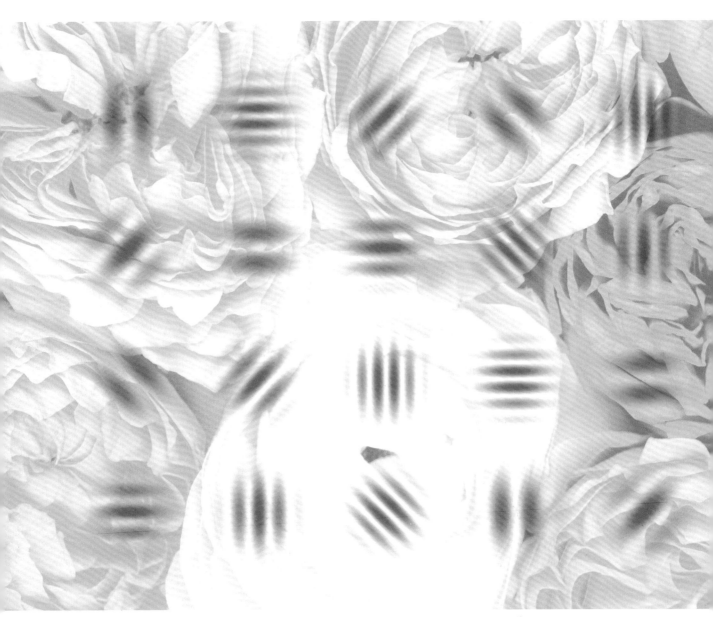

➡ 答案在第57页右下

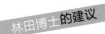

林田博士的建议

因为背景色和盖博符号的颜色存在色差，所以容易辨别，但是如果没有色差的话，就必须仔细用眼分辨。在这一部分，眼睛就能多做运动。

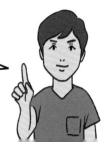

22

第**10**天 ▶ 仔细看照片中的
条纹图案和远近感

视线遍及整张照片，仔细观看盖博符号和条纹图案。而且，一会儿凝视图片深处，一会儿远近交替观看，也能锻炼睫状肌。再者，通过观看清晰的图片，也能提高放松睫状肌的效果。

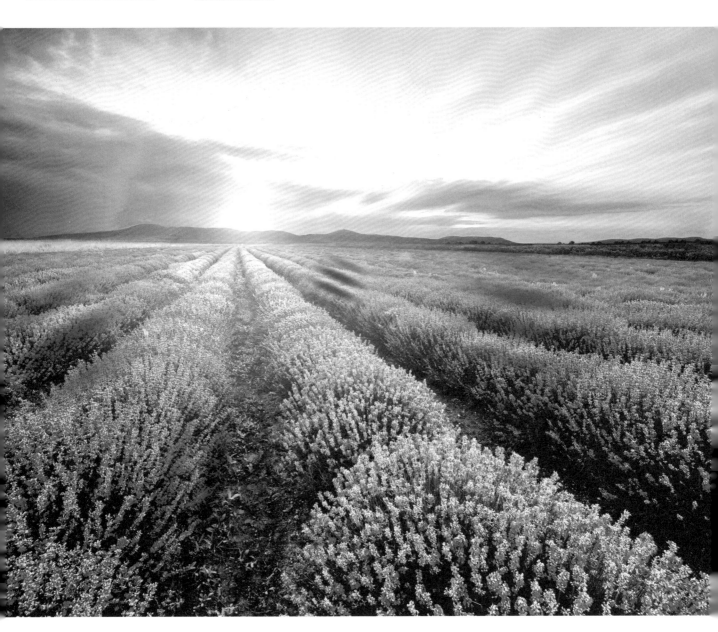

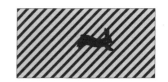

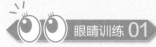 眼睛训练 01 提高焦点调节能力

远近滑动训练

【做法】

1 在距离脸部 10 厘米处竖起大拇指，凝视大拇指指甲 1 秒钟。

2 保持动作 1 不变，手臂向正前方伸展，凝视大拇指指甲 1 秒钟。

3 将视线从动作 2 的大拇指出移开，凝视 2 米之外的参照物 1 秒钟。

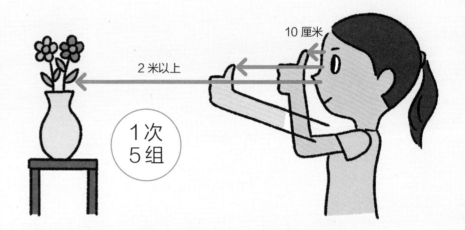

1 次
5 组

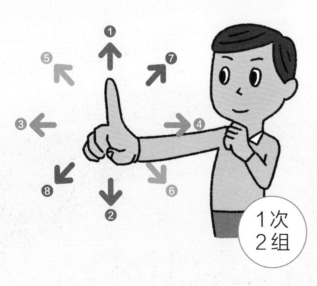

1 次
2 组

眼睛训练 02 伸展外眼肌

8 点转动训练

【做法】

1 伸直手臂，一只手竖起食指，置于脸部正前方。另一只手握住下巴。

2 脸部正对前方，食指指尖慢慢滑到 ❶ 的位置，眼睛随指尖转动。在眼睛所能看到的极限位置凝视 1 秒钟。

3 眼睛随着指尖移动，手指慢慢滑动到 ❷ 的位置，同样保持凝视。

4 和动作 ❷、❸ 一样，按照 ❸→❹、❺→❻、❻→❼ 的顺序进行练习。

使用自己的手指
就能轻松做到的
Break Time
「眼睛训练」

眼睛训练 03 让眼球运动顺利进行的同时，刺激与大脑的协作

眼球追踪运动训练

【做法】

1 竖起双手食指，双臂向正前方伸直，凝视指尖。

2 在动作 1 的基础上，保持头部不动，双眼随指尖运动，右手用 5 秒的时间伸展到水平方向。

3 保持动作 2，右手食指用 5 秒时间返回正前方，双眼随之运动。

4 保持相同动作，向左侧运动。

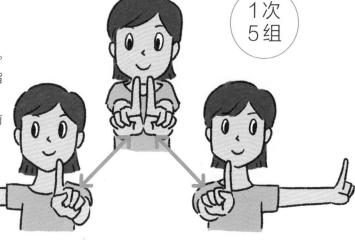

1次
5组

一边画圆一边
靠近大拇指

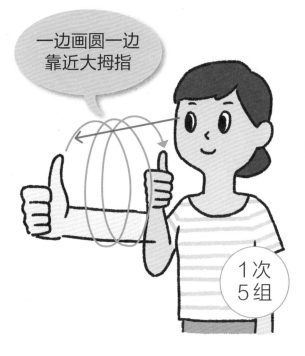

1次
5组

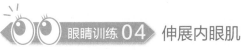 **眼睛训练 04** 伸展内眼肌

大拇指旋转训练

【做法】

1 竖起大拇指，手臂伸向正前方，凝视大拇指指甲。

2 保持凝视指甲，手比划着比头大的圆圈，向脸部靠近。

3 当大拇指到达双眼之间时，手再反方向画圆，离脸部越来越远。

　　虽然仅通过盖博符号训练，视力改善就能取得好效果，但是除此之外，也同时向大家介绍"眼睛训练"。1天做几次都可以，请一定在盖博符号训练的间隙，用自己的手指锻炼试试吧！

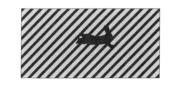

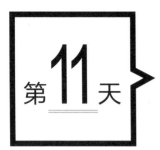

选择喜欢的盖博符号，找出相同的图案

盖博符号排列在星星图案中。选择1个喜欢的盖博符号，找出所有和它相同的图案。全部找到之后，再选择其他的盖博符号，重复相同的练习。视线向各个方向移动，仔细观察吧！

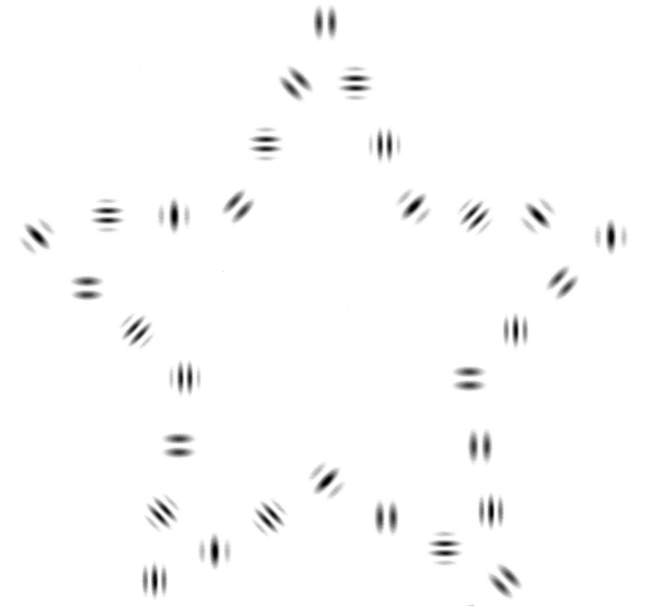

➡ 答案在第58页右上

林田博士的建议

盖博符号训练终于到了第11天。开始感觉到效果了吧？暂时没有感觉到效果的人请不要放弃，继续坚持下去吧！

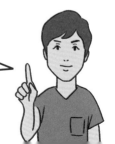

第12天 找出形状相同的 盖博符号

　　视线要像波浪起伏那样上下移动着，才能找出所有形状相同的盖博符号。找到全部第1个盖博符号之后，再接着寻找和下一个盖博符号相同的图案。然后，一个一个地按照顺序去寻找吧。没有必要对全部的盖博符号都进行寻找，达到训练效果即可。

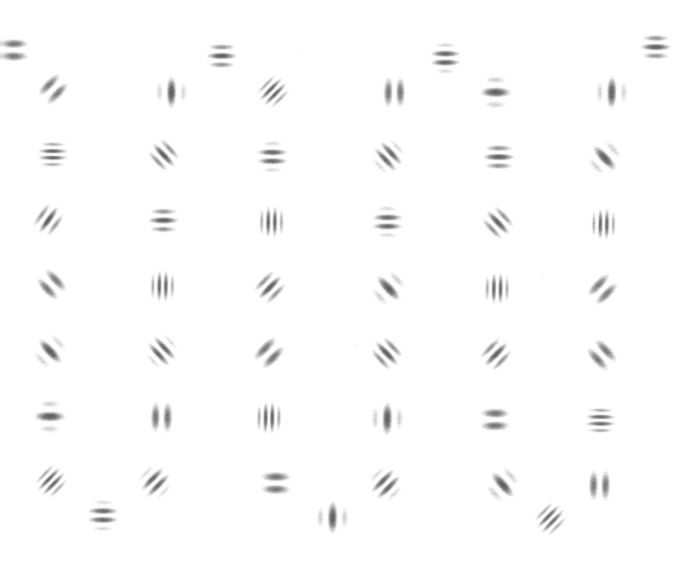

➡ 答案在第58页左下

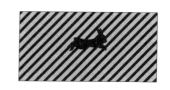

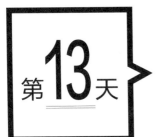

选择喜欢的盖博符号，找出相同的图案

在蓝色基调的背景上，排列着蓝色的盖博符号。选择 1 个喜欢的盖博符号，找出所有和它相同的图案。全部找到之后，再选择其他的盖博符号，重复相同的练习。

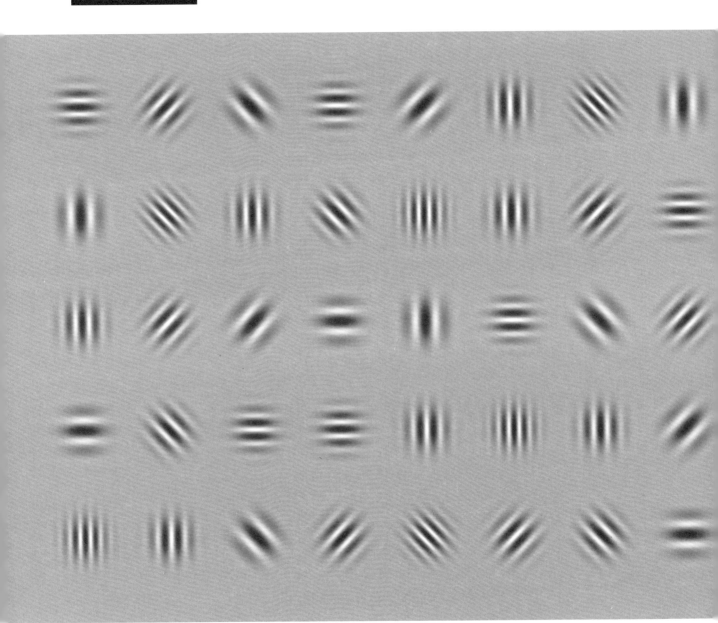

➡ 答案在第 58 页右下

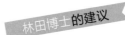

林田博士的建议

高频率的盖博符号登场，是不是不仔细看的话，就难以分辨其中的差距了呢？眼睛紧紧盯住，试着去辨别吧！

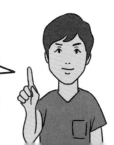

仔细看照片中的条纹图案

照片里到处隐藏着盖博符号和条纹图案。在3分钟内，转动眼睛仔细观察整张照片找找看吧！找出多少个并不是问题。去观察肉和青菜的烤焦的痕迹、黑板上画的图案等各个地方吧！

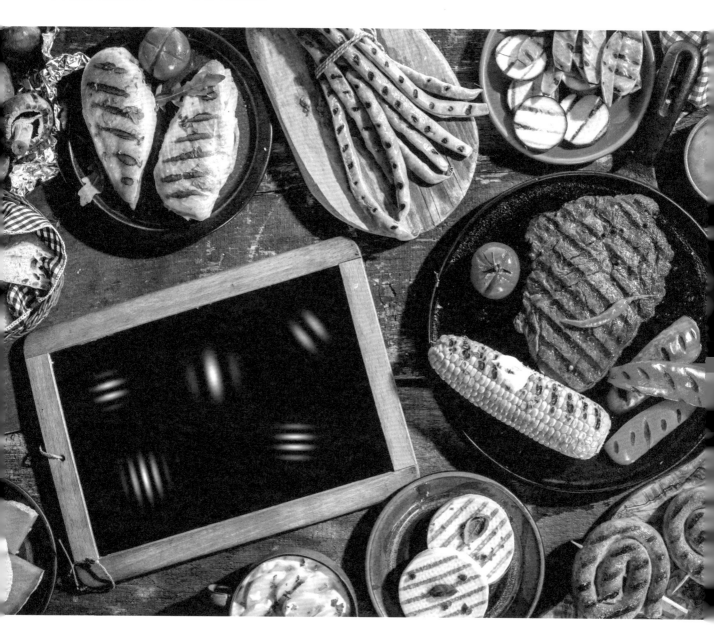

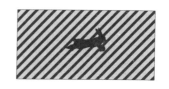

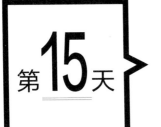

第15天 ▶ 选择喜欢的盖博符号，找出相同的图案

选择1个喜欢的盖博符号，找出所有和它相同的图案。全部找到之后，再选择其他的盖博符号，重复相同的练习。在条纹图案中重叠着盖博符号，稍微有些难以看清，成为问题所在。

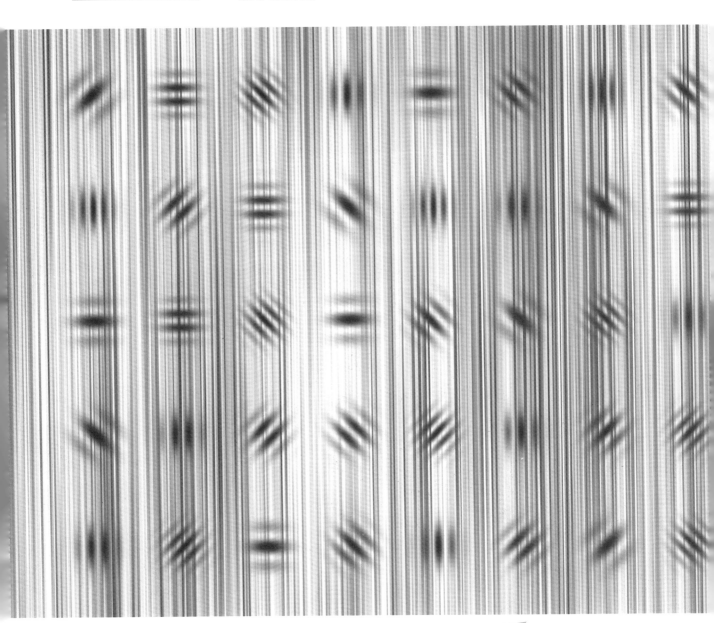

➡ 答案在第59页左上

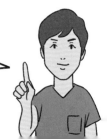
林田博士的建议

　　30天的盖博符号训练终于到了转折点。眼睛是不是也差不多习惯了盖博符号呢？如果眼睛感到疲劳的话，请不要忘了"眼睛保护（第52页）"哦！

仔细看照片中的
条纹图案

在弹珠照片里，到处隐藏着盖博符号和条纹图案。在3分钟内，转动眼睛仔细观察整张照片找找看吧！找出多少个并不是问题。通过看各种各样的斜线图案，也能达到和盖博符号训练相同的效果。

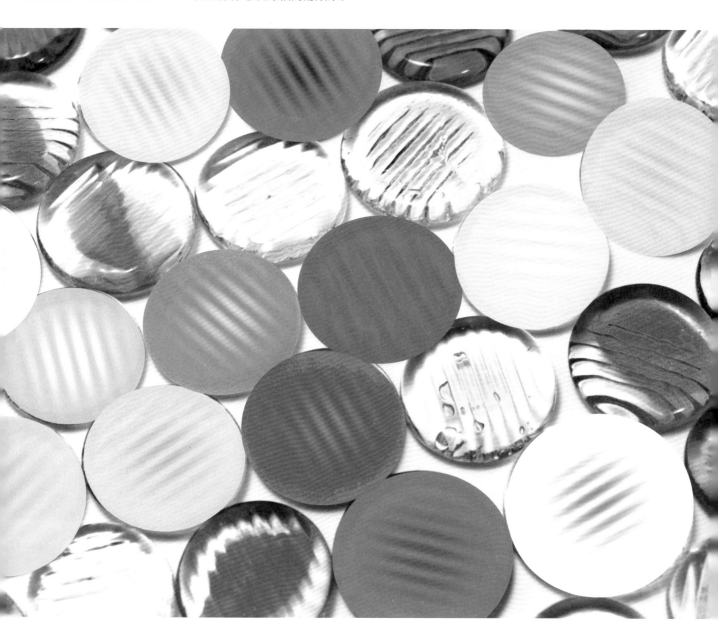

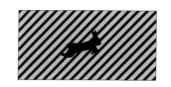

选择喜欢的盖博符号，
找出相同的图案

第17天

在绚丽多彩的图案中，布置着盖博符号。选择 1 个喜欢的盖博符号，找出所有和它相同的图案。全部找到之后，再选择其他的盖博符号，重复相同的练习。

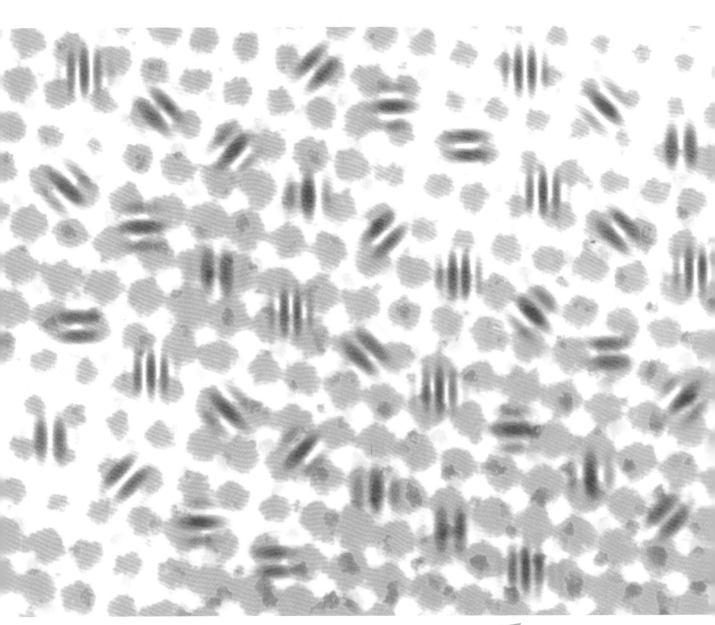

➡ 答案在第 59 页右上

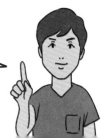

林田博士的建议

正是在观察难以看清（难以辨别）的图案时，大脑才会拼命运转。盖博符号训练不仅对眼睛有益，而且有助于大脑训练，可谓一石二鸟。

选择喜欢的盖博符号，
找出相同的图案

在城市的街景中，分布着盖博符号。选择 1 个喜欢的盖博符号，找出所有和它相同的图案。全部找到之后，再选择其他的盖博符号，重复相同的练习。一边捕捉照片的远近感一边进行练习吧！

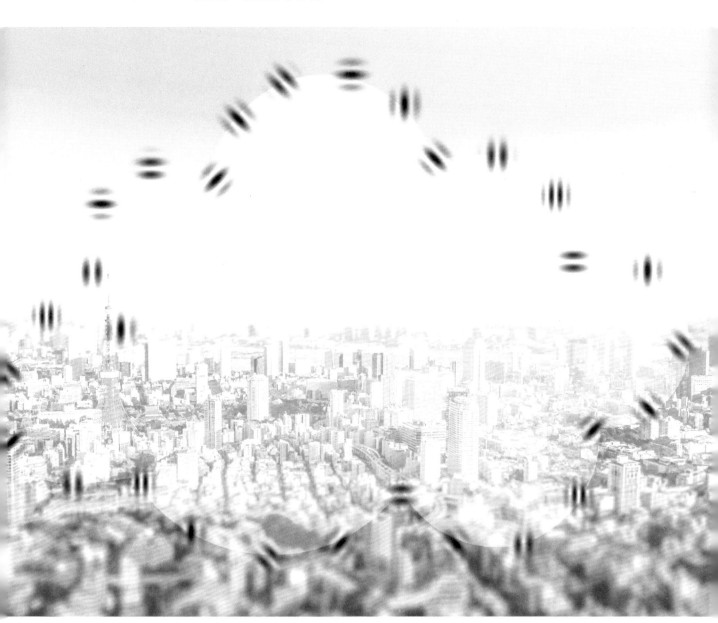

➡ 答案在第 59 页左下

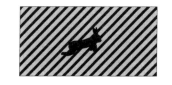

选择喜欢的盖博符号，找出相同的图案

选择1个喜欢的盖博符号，视线一边画着"∞字"一边找出所有和它相同的图案。全部找到之后，再选择其他的盖博符号进行相同练习。没有必要对所有的盖博符号都进行练习，在练习中，试着反方向画"∞字"也可以。

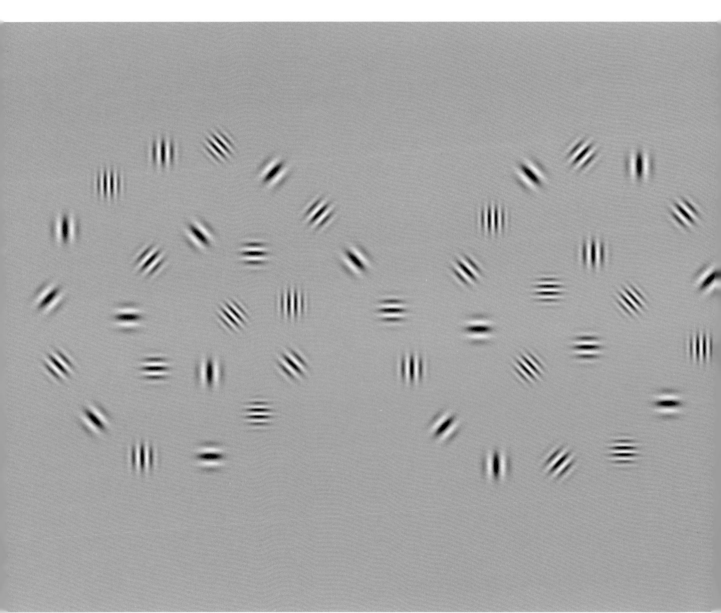

➡ 答案在第59页右下

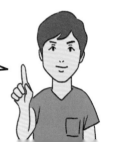

林田博士的建议

在日常生活中，视线应该很少按照"8字"或者"∞字"进行移动。进行与以往不同的运动，对眼睛来说能起到伸展作用，对视力恢复也效果显著！

34

仔细看照片中的
条纹图案

糖果照片中隐藏着盖博符号和条纹图案。转动眼睛仔细观察整张照片找找看吧！视线像糖果的旋涡一样，大大地转圈也可以。通过向眼睛提供彩色斑斓的信息，帮助眼睛锻炼。

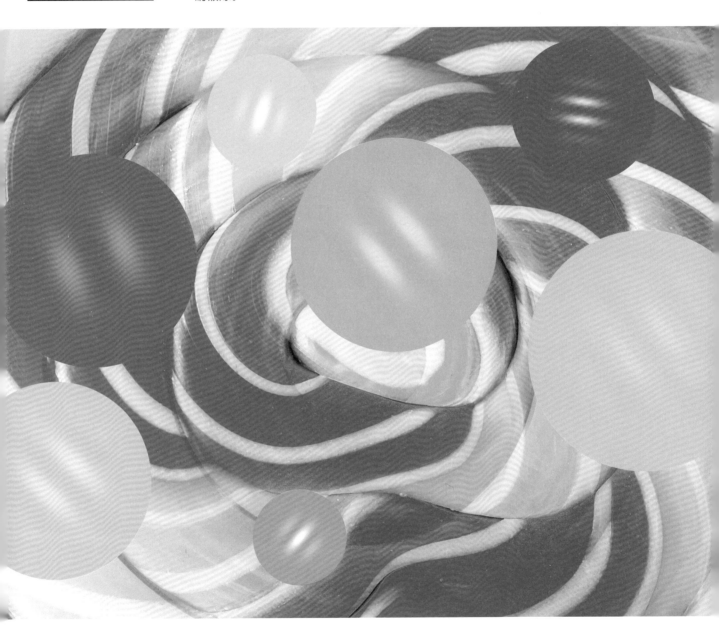

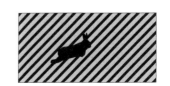

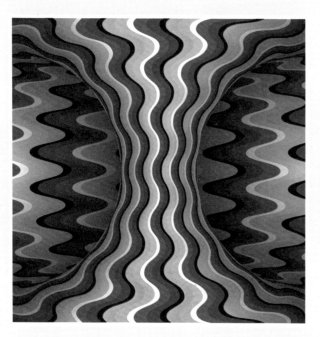
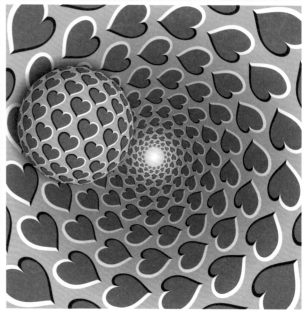
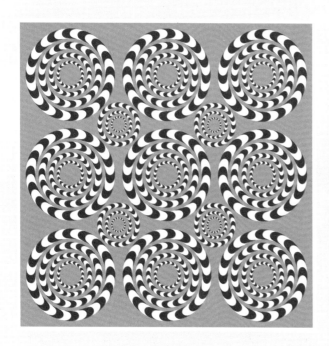
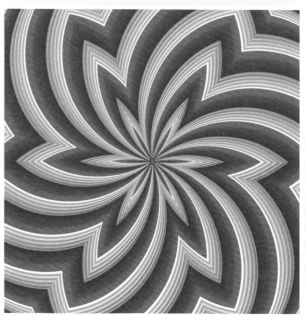

虽然是静止的，
但看起来像在动的

错觉图

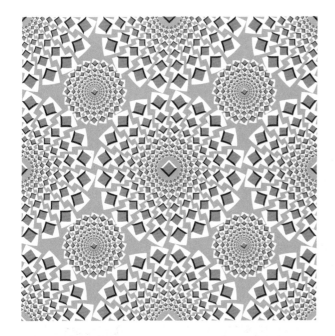

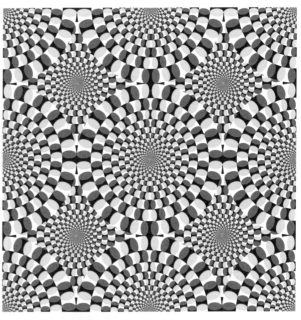

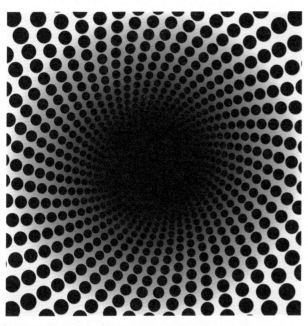

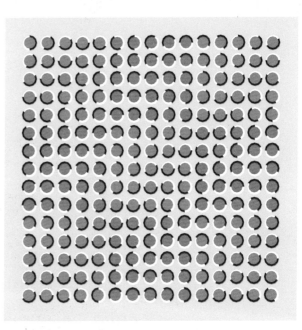

※ 很难看出错觉图在动的人，可以盖住其他的错觉图，只看 1 个。
　过度观看错觉图，感到恶心的时候，请立刻停止。

　　所谓错觉图就是"伪装图"。请将本书一会儿拿得离眼睛远一点，一会儿离眼睛近一点，试着盯着其中 1 张图看。能看到画面在动吗? 这也是眼睛和大脑合作产生的现象。通过看错觉图，大脑需要对距离感和立体感进行判断，从而锻炼焦点调节能力。

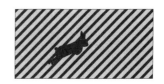

仔细看照片中的条纹图案

照片里到处隐藏着盖博符号和条纹图案。在 3 分钟内，转动眼睛仔细观察整张照片找找看吧！找出多少个并不是问题。通过看各种各样的斜线图案，也能达到和盖博符号训练相同的效果。

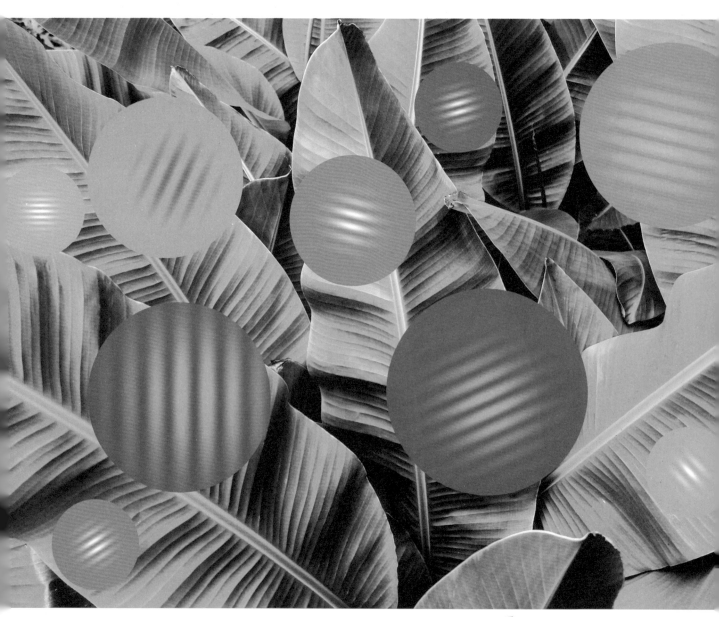

林田博士的建议

自古以来，人们就说"看草木山林的绿色能够让视力变好"。绿色是能够让人类眼睛休息的、柔和的颜色。试着观看大自然的色彩来放松眼睛吧！

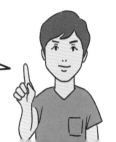

38

选择喜欢的盖博符号，找到相同的图案

选择 1 个喜欢的盖博符号，找出所有和它相同的图案。全部找到之后，再选择其他的盖博符号，重复相同的练习。努力去识别难以辨别的东西，是让视力变好的关键之处。

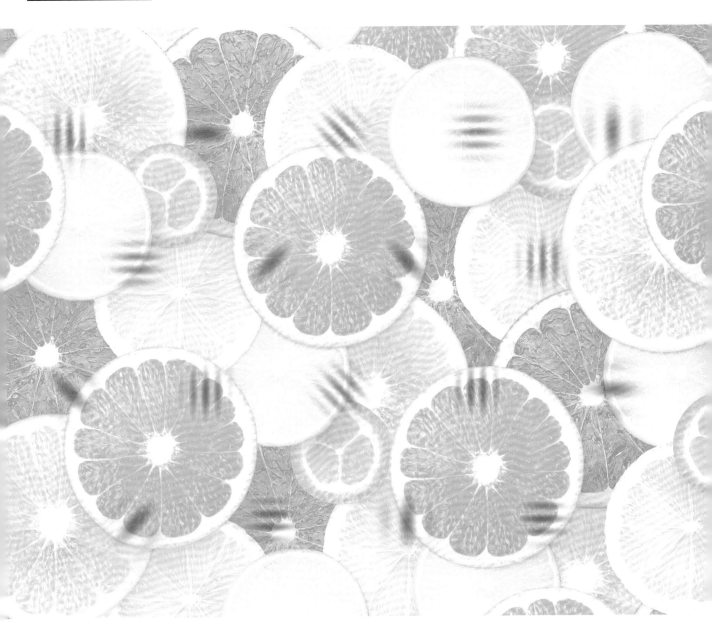

➡ 答案在第 60 页右上

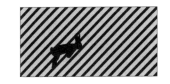

选择喜欢的盖博符号，找到相同的图案

选择1个喜欢的盖博符号，找出所有和它颜色不同但是形状相同的图案。全部找到之后，再选择其他的盖博符号，重复相同的练习。不要被颜色迷惑，试着去辨别吧！

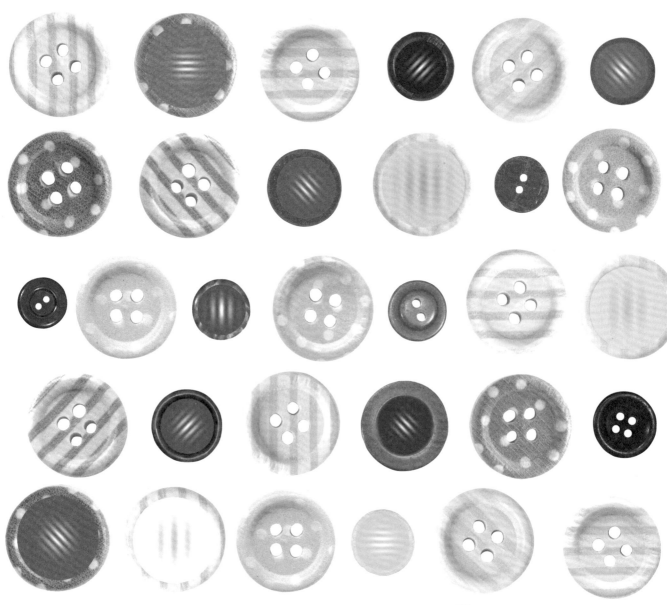

➡ 答案在第60页左下

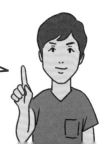

林田博士的建议

　到目前为止，我们一直在辨别颜色相同的盖博符号，这次却要找出同样是条纹但形状和颜色不同的图案，稍微提高了训练难度。

40

仔细看照片中的
条纹图案和远近感

晴朗的天空、整齐生长的植物。转动眼睛，观察整张照片，仔细看盖博符号和条纹图案。此外，通过交替观看地平线的尽头（远）和眼前的植物（近），也能锻炼睫状肌。

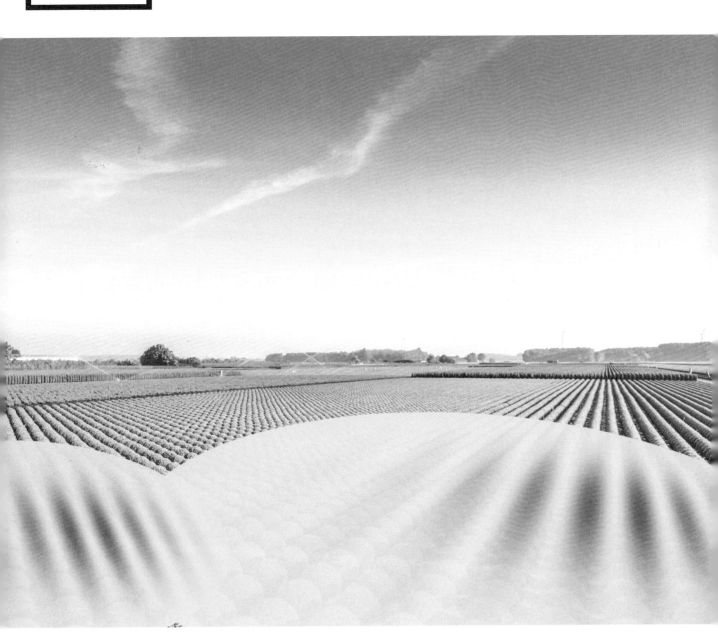

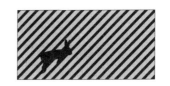

选择喜欢的盖博符号，找到相同的图案

紫阳花照片上分布着盖博符号。选择 1 个喜欢的盖博符号，找出所有和它相同的图案。全部找到之后，再选择其他的盖博符号，重复相同的练习。

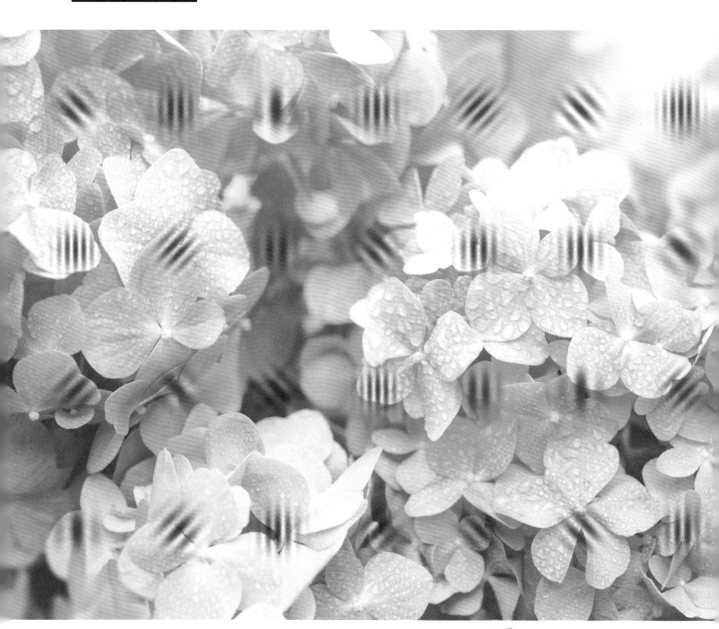

➡ 答案在第 60 页右下

林田博士**的建议**

一旦减少眨眼的次数，眼泪的分泌量就会减少，眼睛就容易变得干涩。房间太干燥时，也容易患干眼病，按照第52页进行猛眨眼练习吧！

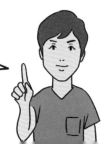

选择喜欢的盖博符号，
找到相同的图案

第 **26** 天

选择 1 个喜欢的盖博符号，找出所有和它相同的图案。全部找到之后，再选择其他的盖博符号，重复相同的练习。练习与面包的形状、颜色无关，始终是通过辨别盖博符号的差别来寻找。

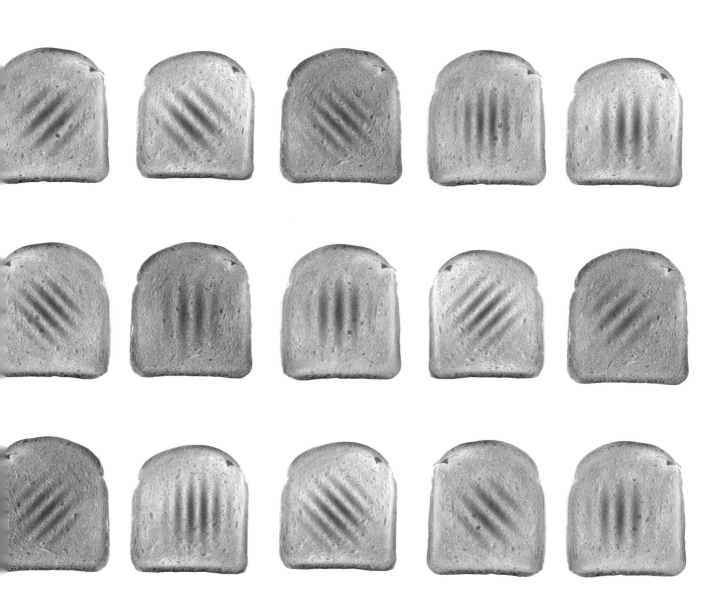

➡ 答案在第 61 页左上

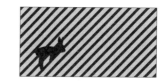

选择喜欢的盖博符号，
找到相同的图案

在红色背景上描绘着红白两色组成的盖博符号。选择 1 个喜欢的盖博符号，找出所有和它相同的图案。全部找到之后，再选择其他的盖博符号，重复相同的练习。

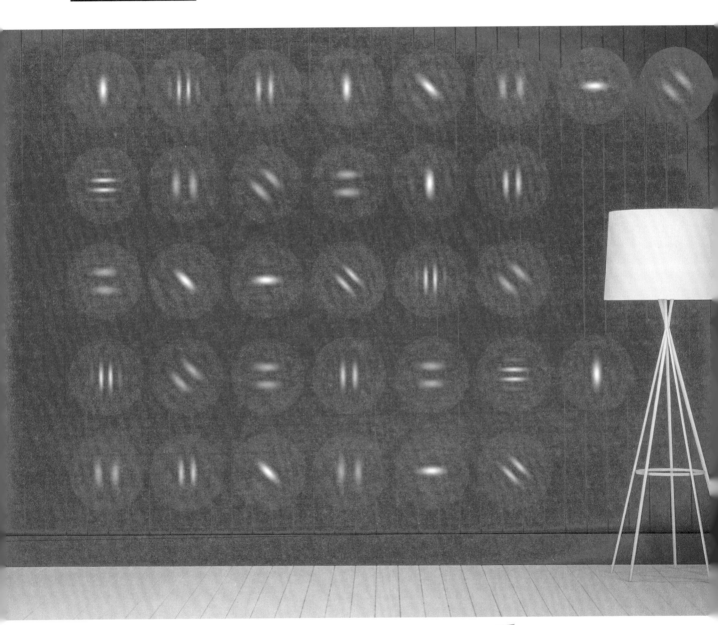

➡ 答案在第 61 页右上

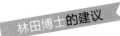
林田博士的建议

红色在所有颜色中拥有最长的波长，能够刺激交叉神经，让身体活跃起来，促进血液循环，眼睛周边的血流因此也会变得更通畅！

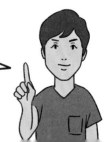

仔细看照片中的
条纹图案和远近感

这张照片上是真实存在于秘鲁库斯科的山（彩虹山）。转动眼睛，观察整张照片，仔细看盖博符号和条纹图案。此外，通过交替观看远处的天空（远）和眼前的登山客（近），也能锻炼睫状肌。

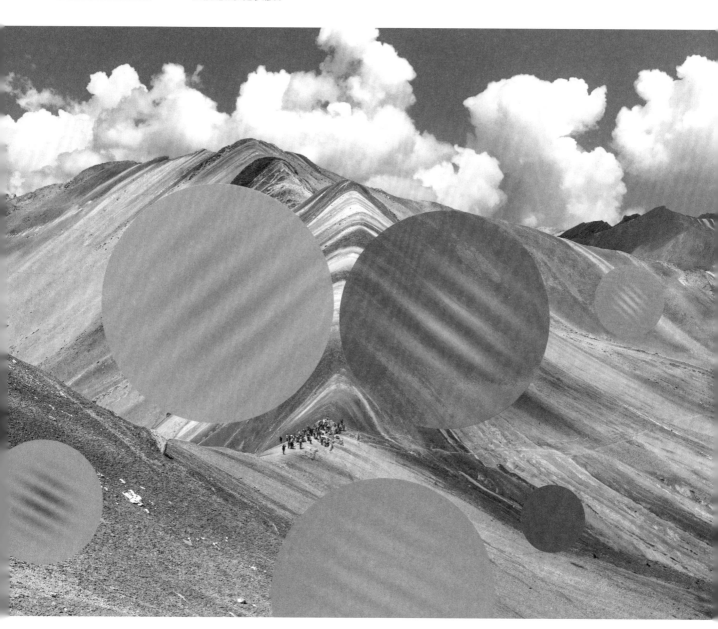

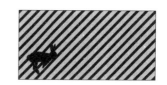

选择喜欢的盖博符号，找到相同的图案

选择 1 个喜欢的盖博符号，找出所有和它相同的图案。全部找到之后，再选择其他的盖博符号，重复相同的练习。没有必要对所有的盖博符号都进行练习，尽你所能就好。

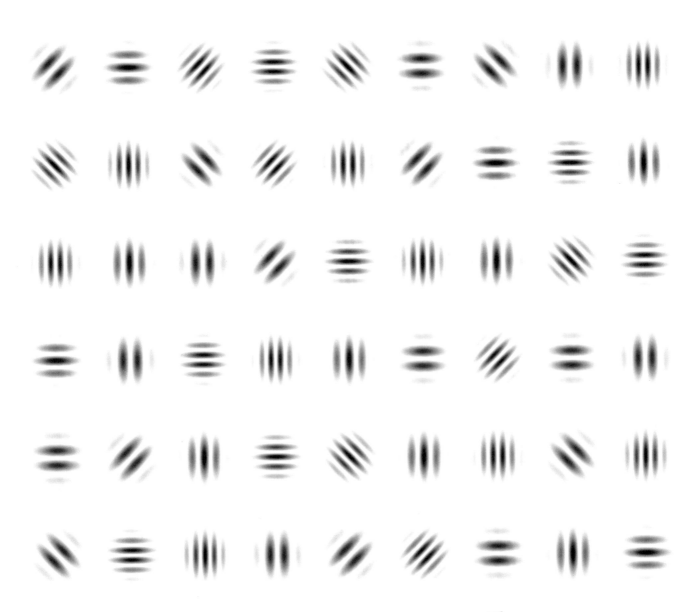

➡ 答案在第 61 页左下

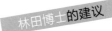
林田博士的建议

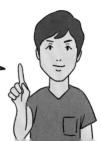

有很多细长的盖博符号，判别每种图案的不同应该很困难。因为眼睛容易疲劳，请一边猛眨眼一边练习吧！

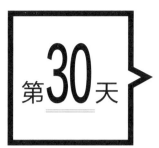

选择喜欢的盖博符号，找到相同的图案

终于到了 30 天盖博符号训练的最后一天了。选择 1 个喜欢的盖博符号，找出所有和它相同的图案。全部找到之后，再选择其他的盖博符号，重复相同的练习。完成之后，请一定进行视力检查（第 62 ~ 63 页）吧！

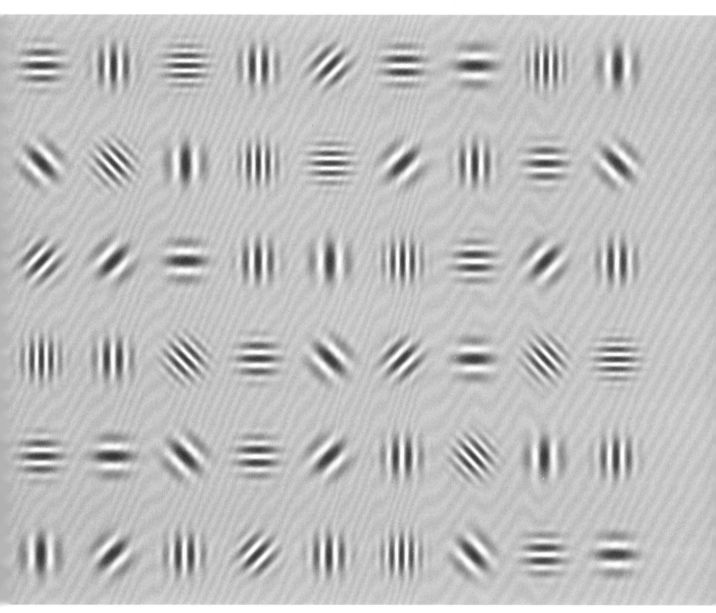

➡ 答案在第 61 页右下

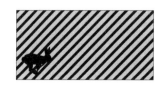

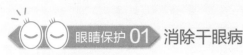 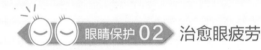

眼睛保护 01 消除干眼病

猛眨眼练习

【做法】

1. 用上力气，紧紧地闭眼 2 秒钟。

2. 啪的一下将眼睛睁到最大，坚持 2 秒钟。

（1次 5组）

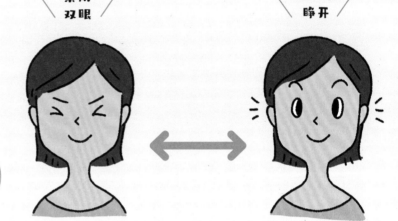

紧闭 双眼

啪一下 睁开

眼睛保护 02 治愈眼疲劳

抚触练习

【做法】

1. 双手掌心来回搓 10 次左右，使掌心温热。

2. 掌心握成圆形，保持覆盖姿势捂到眼睛上，不要让眼睛看到光。

3. 眼睛在掌心的覆盖下，慢慢地睁开、闭上，重复 30 秒钟。

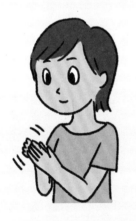 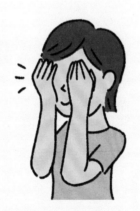

推荐让疲劳的 双眼休息的 **Break Time** 「**养目镜**」

眼睛保护 03 消解睫状肌疲劳

毛巾热敷

【做法】

1 将毛巾用水浸湿，然后用力拧干。

2 在微波炉（500W）中加热1分钟左右。
※ 请根据各自设备及功率的不同调整加热时间。

3 将热毛巾敷在闭着的眼睛上，直到毛巾变凉。

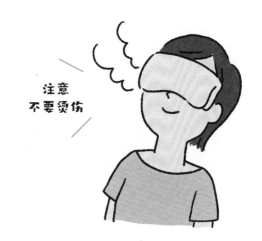

注意
不要烫伤

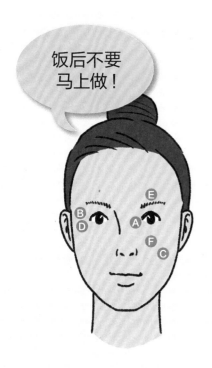

饭后不要马上做！

眼睛保护 04 改善眼周血液循环

眼周穴位按摩

【做法】

用手指轻轻按压各个穴位，力度保持在稍有痛感即可，深呼吸的同时按压 3~5 秒。

Ⓐ **晴明穴** —— 位于内眼角稍上方，靠近鼻梁的凹陷处。

Ⓑ **太阳穴** —— 位于鬓角和外眼角中间的凹陷处。

Ⓒ **颧髎穴** —— 颧骨最下方的角（从外眼角垂直向下画一条线，从鼻子高度保持水平画一条线，两条线的交点处）。

Ⓓ **瞳子髎穴** —— 距离外眼角一寸（约一指宽），靠近耳朵一侧。

Ⓔ **阳白穴** —— 位于瞳孔的中心线上，眉上一寸（约大拇指一指宽）。

Ⓕ **四白穴** —— 位于瞳孔直下的骨头的稍下方。

※ 穴位每个都是左右对称的。

当眼睛因为盖博符号训练觉得疲惫时，向您介绍这组推荐给过度看书、看手机的"眼睛保护"动作。请您在合适的时间选择喜欢的动作试着练练看吧！

起点 ▶▶▶

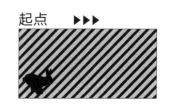

关于"盖博符号"和"眼睛"
的 Q（问题）& A（答案）

向林田老师请教了关于盖博符号训练和眼睛的问题。
对于"觉得得了老花眼应该去哪儿"等简单的问题，林田老师也进行了耐心的回答。

Q 除了看盖博符号之外，您还有推荐的视力改善法吗？

A 推荐"透视法"。

盖博符号训练的精髓在于"观看模糊图案进行判别"。因此，从背面看文字的"透视法"也能取得同样的效果。努力去辨别难以看清的事物，这种行为有助于视力恢复。

【做法】

1 准备背面没有写文字的纸张。

2 放在灯光下透视，从背面看文字。

※ 习惯之后，不用灯光
透视也能看。

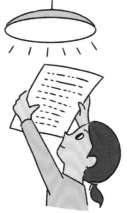

Q 习惯了盖博符号训练之后也有效果吗？

A 即使记住了答案也没关系。

盖博符号训练的目的，并不在于找出正确答案。不管练习多少次，就算已经记住了答案也可以的。让眼睛充分运动，努力去判别不同的图案是最重要的。

Q 哪些人不建议进行盖博符号训练呢？

A 那些需要进行眼科治疗的人。

这项训练没有年龄限制，从儿童到老人都可以放心进行。但是，它并不能治疗眼部疾病。正在眼科接受治疗的人、患有宿疾的人，请和主治医生商量之后再决定是否练习吧！

什么时候开始戴老花镜比较好呢?

A 当感觉"很难看清眼前东西"的时候。

关于开始戴老花镜的时机,谁都很困惑。有不少人觉得,一旦开始戴老花镜,老花眼反而会进一步恶化。但是,这种想法是错误的。戴上老花镜,尽可能早地消除看不清眼前事物的状态,能够抑制老花眼的发展。也就是说,当感到看东西困难时,就是开始戴老花镜的"合适时机"。

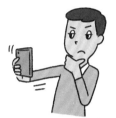

 感觉得了老花眼应该去眼科还是眼镜店呢?

A 首先请先去眼科接受诊断。

感觉得了老花眼,首先应该去眼科接受专业医生的诊断。自己感觉得了老花眼就立刻去眼镜店配老花镜,这种行为并不可取。关于视力下降的原因,究竟是近视、远视、散光、老花眼这类眼睛变形以及调节异常引起的,还是其他眼科疾病导致的,非眼科专业医生无法诊断。自己判断是非常危险的行为。此外,请使用符合自己老花眼视力的老花镜。

 视野为什么慢慢变得越来越狭窄了呢?

A 有可能是青光眼,要尽快去眼科诊断。

由于眼内压力上升,视神经受到压迫,导致视神经障碍,视野变得狭窄,最终会失明,这就是"青光眼"。它是导致失明的原因之一。据研究表明,40岁以上的人中,每20个人就有1个人罹患该病,视野一旦受到损害就难以恢复。因为该病在初期几乎很难自我察觉,所以定期检查很重要。

CHECK(检查)

- ☑ 漏看情形增多
- ☑ 即使在白天视野也是昏暗的
- ☑ 眼睛里面疼痛,头痛
- ☑ 最近容易感到眼疲劳
- ☑ 视野变得狭窄

> 即使只符合一项症状,也请去眼科

为什么戴着老花镜也看不清楚了呢。

A 有可能是白内障,要尽快去眼科诊断。

晶状体浑浊、视物困难的病症叫作"白内障"。从50岁左右开始20~30年里,随着年龄增长而加剧,80岁以上的人几乎100%会发病。近年来,三四十岁发病的人也越来越多,发病年龄年轻化的速度在加快,必须引起注意。请尽早去眼科诊断吧!

CHECK(检查)

- ☑ 在明亮的场所视野模糊
- ☑ 感觉光很刺眼
- ☑ 在昏暗的场所更难看清楚
- ☑ 即使戴着老花镜也看不清
- ☑ 长期内服类固醇药物

> 即使只符合一项症状,也请去眼科

第 18~26 页

盖博符号训练
的答案

辛苦了! 这里将揭晓前 10 天的答案。对照问题和答案来回答吧! 没有必要全部找到正确答案, 让眼睛充分运动是最重要的。

答案的查看方法

相同字母的图案
就是相同的盖博符号

第 1 天 第 18 页的答案

F	E	D	C	B	A
J	I	A	G	H	G
H	C	J	D	E	I
C	K	H	B	F	K

第 2 天 第 19 页的答案

F	E	D	C	B	A
J	F	A	I	H	G
K	B	E	D	K	J
A	C	J	H	I	G

第 3 天 第 20 页的答案

F	E	D	C	B	A
L	K	J	I	H	G
B	H	A	F	E	L
C	G	I	J	K	D

第**4**天　第 21 页的答案

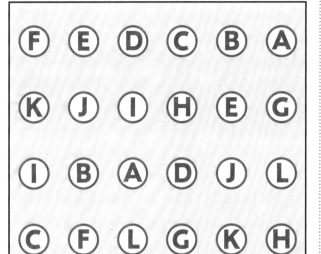

第**5**天　第 22 页的答案

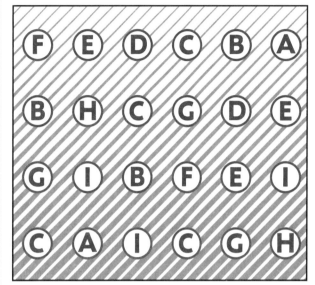

第**8**天　第 25 页的答案

第**9**天　第 26 页的答案

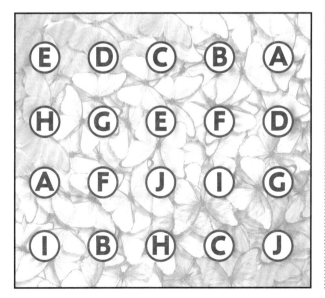

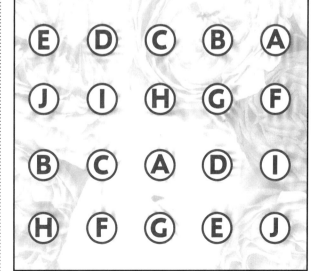

第 30—38 页

盖博符号训练
的答案

差不多慢慢习惯盖博符号训练了吧，寻找的时间是不是也越来越短了呢？已经练习了很多次的人，试着把本书上下颠倒过来练习也可以啊！

答案的查看方法

相同的字母图案
就是相同的盖博符号

第 **11** 天　第 30 页的答案

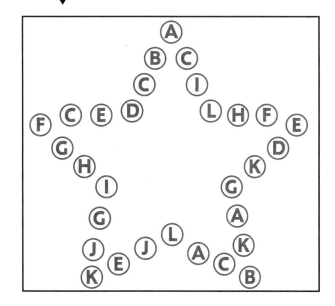

第 **12** 天　第 31 页的答案

J		A		N		A
E	B		I	H	M	B
G	L	N		O	A	C
K	A	D	N		L	D
F	D	K	C		D	E
C	O		E	L	K	F
M	H		D	B	J	G
I		P		P		H
N			J	B		I

第 **13** 天　第 32 页的答案

H	G	F	E	D	C	B	A
A	B	I	K	J	I	G	H
I	L	D	M	A	E	F	L
M	K	E	H	C	J	I	D
J	C	F	L	B	G	K	M

54

第 **15** 天　第 34 页的答案

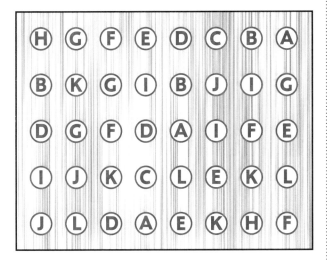

第 **17** 天　第 36 页的答案

第 **18** 天　第 37 页的答案

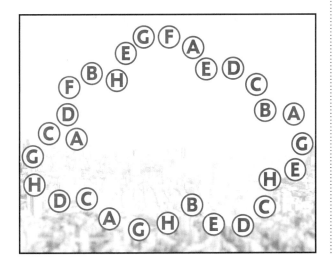

第 **19** 天　第 38 页的答案

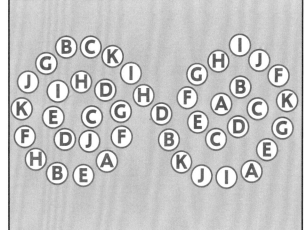

第 43–51 页

盖博符号训练 的答案

每天坚持练习，是不是变得有些懈怠了呢？这时需要放松一下。虽然按道理来说每天坚持练习效果会更好，但是不要过分勉强自己！

答案的查看方法

相同的字母图案
就是相同的盖博符号

第 **22** 天　第 43 页的答案

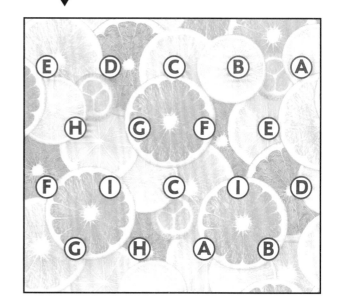

第 **23** 天　第 44 页的答案

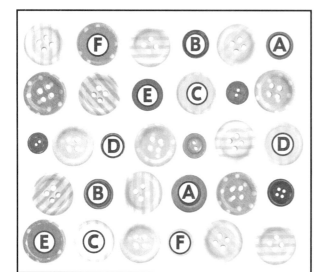

第 **25** 天　第 46 页的答案

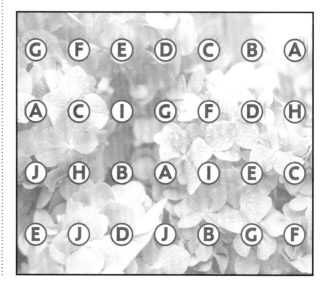

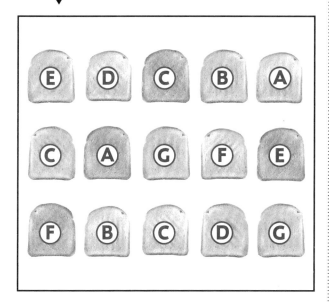

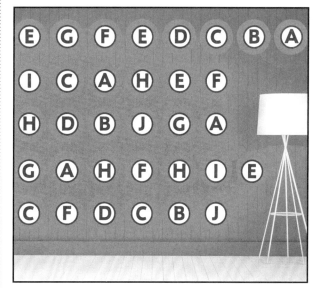

第29天

```
I H G F E D C B A
E L C G A I H K J
A J B I K L J E F
H B F A J D G D B
D I J K E J A C L
C F L B I G D J H
```

第30天

```
I H G F E D C B A
J L A B G K H I J
E K C H A B D K F
B F L I J E C L G
I C J D K F L A H
A K F E H B J D C
```